養生，其實可以很簡單

鄧瓊芳——著

目錄
Contents

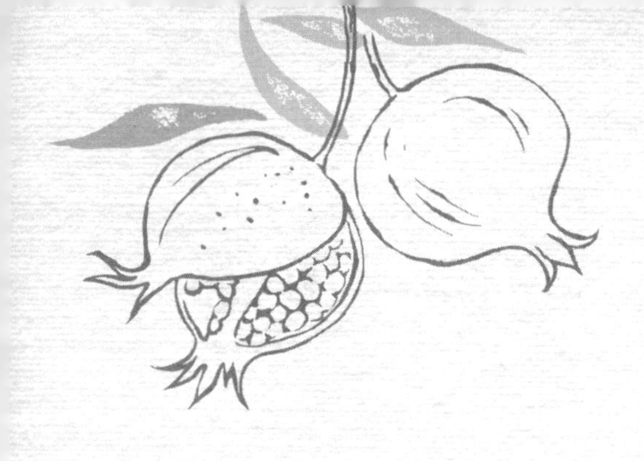

睡眠養生

目錄
Contents

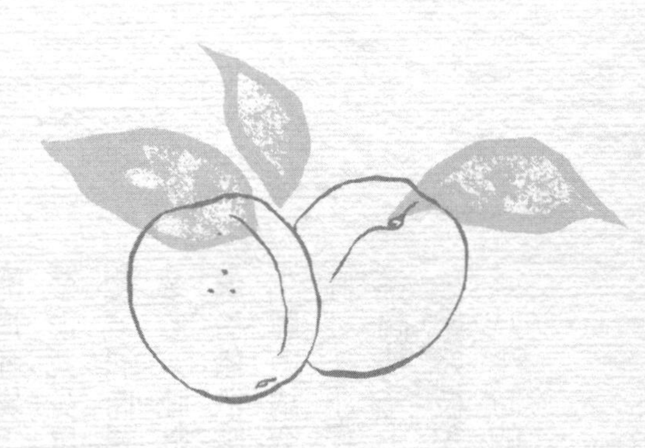

運動養生

運動是個寶，堪比靈芝草 103

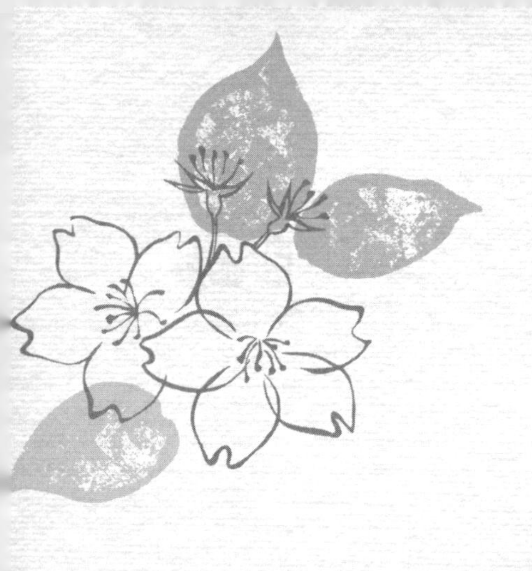

洗浴養生
最廉價高效的保健方法 151

目錄
Contents

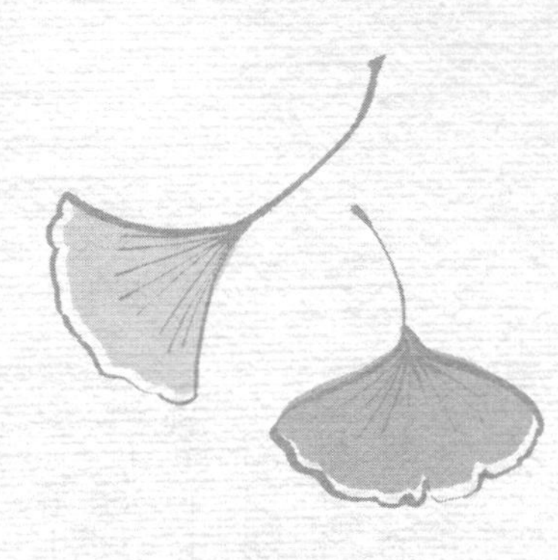

四季養生「應天順時」養好身 187

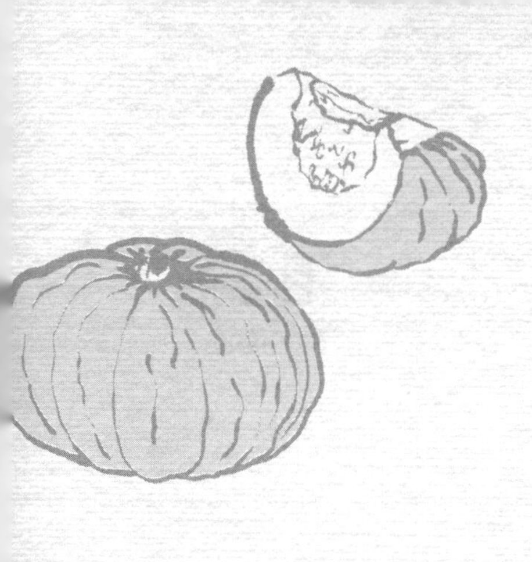

排毒養生

目錄

Contents

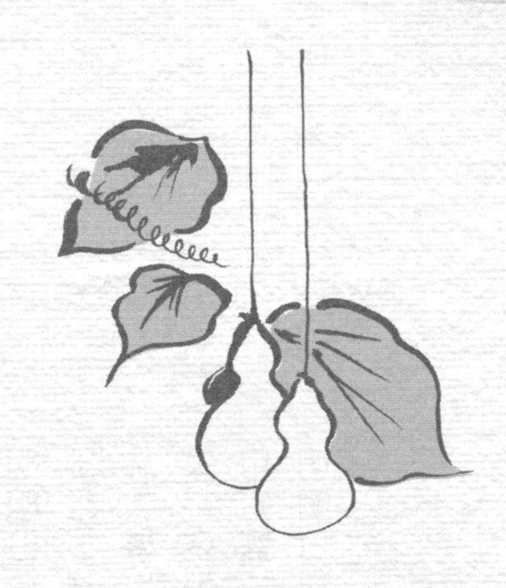

精神養生

要活好，心別小 249

前言

終極養生之道，其實是回歸簡單

當人生走到了某個階段，養生保健不知不覺就成為必須留意的重點。吃要養生餐、喝要養生飲料、空檔要做做養生體操……如此費盡心思，無非是渴望擁有健康的身體，繼續體驗生命的美好。

然而，市面上的養生之法卻有如時尚潮流，五花八門的各式理論，琳琅滿目的保健食品、器材，標榜吃了保健康，用了延年益壽，一波接一波，叫人無所適從。

養生需要花大錢嗎？花大錢真的就能買到健康嗎？

其實，在高級健身房跑步機上揮汗，不如在清晨微風的河濱慢跑；飲用號稱營養素全包的健康飲品，不如以正念心態好好吃一顆人道飼養的雞蛋。

每個人都有適合自己的養生之道，只要回歸簡單，回歸自然，逐步在物質與精神上斷捨離，清理自己的身心靈，掃除不必要的煩惱及焦慮，自然一身輕爽。

走進大自然是一種養生，待在家中同樣也可以進行養生，日常生活中，試著好好活在當下，好好清洗一個碗，平整折疊好一件衣服，好好吃一頓餐，好好洗一個澡。一次只專注做好一件事，其餘的事，留待之後再想。

終極養生之道，唯回歸簡單而已……

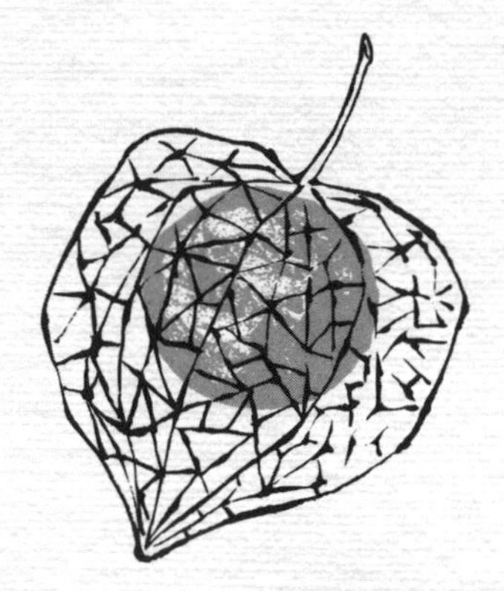

飲食養生

營養合理才能根深葉茂

用最日常的方式來保持健康、促進健康，是每個人的心願。也許，這養生的訣竅就在你每天的三餐之中，只不過你沒有細心去觀察而已。

話說「凡膳皆藥」

糧食是生命的保證和延續，飲食決定著一個民族的命運。中國有句古話：「飲食者，人之命脈也。」要想將命脈掌握在自己的手中，就得先控制好飲食習慣。吃已經不再是個低級的問題了，吃得好，這是根基；吃得對，就需要精益求精的大智慧了。現代人收入日漸增多，各類食物供應充足，也為我們的飲食養生提供了充分的物質保證。

雖然古人說「民以食為天」，但是「食以安為先」也不能被忽略。所謂「病從口入」，這樣綜合看來，飲食與衛生、飲食與健康的關係便知曉了。如果亂飲亂吃或者暴飲暴食，就會生病。因此，為了保持身體健康，就必須講究飲食的科學。

科學飲食就是指講究飲食的數量以及品質，研究表明，維持身體的正常生長發育和提供維持機體抵抗力及熱能消耗的營養物質有碳水化合物、脂肪、蛋白質、維生素、礦物質、水和粗纖維七類。如果經常飲食不足或品質太差，或者經常飲食過量、飲食不講

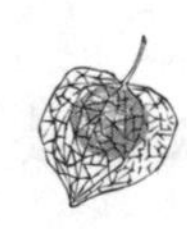

究衛生，都會給身體造成危害。

要做到科學飲食，就必須注意：

各種營養素的合理搭配

●葷素適量，互補營養。挑食、不喜歡蔬菜、喜好吃肉是多數孩子的習慣，而一旦人體一次性攝入肉蛋食品的量過多，不僅浪費，還容易因營養過剩導致得病。其實新鮮蔬菜有很好的疏導、排泄作用。只有葷素搭配好，才能起到營養互補作用，保證身體健康。長期單純吃葷或吃素都是有損身體健康的。

●糧食蔬菜，缺一不可。糧食中含碳水化合物較多，蔬菜中含維生素及礦物質較多，肉類中含蛋白質較多，只有糧菜搭配著一起吃，才能達到營養全面均衡。

●粗糧細糧，混合搭配。現在的年輕人都喜歡大米白麵，吃得越精製越好。而實際上大米、小麥、玉米、薯類以及其他各種雜糧中所含營養物質的成分和比例是不同的，近年來國外學者把玉米、薯類、綠色及黑色食品稱為「保健食品」。因此，要改變對精米、精麵的偏愛，五穀雜糧都要均衡食用。

要保證人體健康，飲食科學化

●要保證飲食的基本數量和品質，做到飲食定量搭配，改善烹調方法；保持良好食欲，以利營養攝取；堅持細嚼慢嚥，便於消化吸收；堅持定時定量。

●要因人而異，靈活掌握。例如，對於生長發育期的少年兒童，對於老年人，就應分別不同情況，多吃不同的食物。

●要講究飲食的衛生。要保持食品、食具的清潔、新鮮，絕對不可吃腐敗變質或污染有毒的東西，不使用污穢的食具。

養成良好的飲食衛生習慣

要養成良好的飲食衛生習慣，而克服一切有損健康的進食習慣。

●不狼吞虎嚥。吃飯狼吞虎嚥，會使食物咀嚼不完全，口腔中分泌的唾液消化作用不能很好地發揮，從而會加重胃的負擔，形成胃潰瘍和胃炎。

●不暴飲暴食。狂飲暴食，由於進食過量的葷腥食物，會促使膽汁、胰液大量分泌，有發生膽管疾病和胰腺炎的可能，也易誘發心腦血管疾病。暴食還易引起急性胃擴張，有生命危險。

●不吃零食。零食可謂是健康飲食的天敵，愛吃零食，失去正常的飲食規律，消化

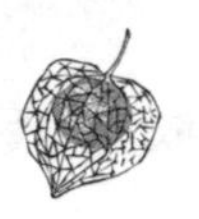

系統沒有定時的條件反射，必然會引起食欲減退。

● 不吃燙口食品。剛出鍋的菜肴美味可口，看著就讓人蠢蠢欲動，但是請慢，吃燙食易造成口腔黏膜出血，破壞保護口腔的功能，會造成齒齦潰爛和過敏性牙病。

● 不吃過鹹食品。口重的人愛吃過鹹食品，但是隨著時間久了吃得多了，體內氯化鈉也會增多、豬留，繼而導致體液增多，從而引起高血壓、腎炎等疾病。

飲食養生由古至今都是最為重要、最貼近生活、最容易掌握和實施的養生法，但此法需要的是時間、精力和智慧。五穀雜糧，能治百病。食藥一體，膳藥同功。養生的智慧是未病先防，並且是以食補為先。所以掌握好飲食養生的方法和規律，並付諸行動，是我們健康養生、頤養天年的秘訣。

早餐是每日生命的開始

你知道早餐有多重要嗎?早餐，猶如雪中送炭，能使激素分泌很快進入高潮，並給嗷嗷待哺的腦細胞提供渴望得到的能源，猶如解凍的「電源開關」，及時地給大腦接通了活動所需的電流。

現代生活中，很多人早晨往往是在睡不醒的迷糊中匆匆而過，不吃早餐或者胡亂應付。每天上午，對於上班族和處於生長發育期的青少年來說，是腦力勞動和體力勞動的重要階段，非常需要大腦儘早地興奮起來，早餐則是啟動大腦的「開關」。此外，專家還指出，長期不吃早餐會給人體帶來很大的危害。

長期不吃早餐，會造成營養缺乏或不均衡，抵抗力低下

早餐是提供身體能量的主要來源，如果不吃早餐，身體無法供應足夠的血糖，便會

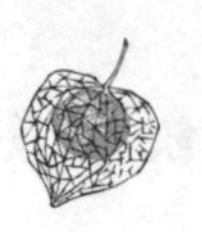

啟動原本儲存於體內的戰備能源。而且，一般到上午的九十點鐘就會出現饑腸轆轆的現象，造成腸內壁過度摩擦，損傷腸黏膜，導致消化系統的疾病而引起營養不良，這樣，就會出現倦怠、疲勞、精力無法集中、精神不振、反應遲鈍等症狀。有專家在對一千名三至六年級小學生考試成績的研究後指出，不吃早餐的學生比吃早餐的學生成績差。

不吃早餐，易引發心肌梗塞

美國的心血管病專家也向不吃早餐者頻頻發出警告：如果早晨胃中沒有食物的話，人體血液裡就會形成更多的B型血栓球蛋白，這是一種能導致血液凝固、使人易患心肌梗塞的蛋白質。

不吃早餐，容易形成血栓

不吃早餐的人比那些吃早餐的人的血小板更容易黏稠與凝集，更容易形成血栓。

不吃早餐，容易加重胃病

人經過一夜睡眠，晚上攝入的食物已消化殆盡，早晨急需補充。如果不吃早餐，胃內空空，正常人尚無大礙，對於患有慢性胃炎、胃潰瘍等胃病的人來說，胃腸蠕動「乾摩擦」會損傷胃黏膜，並觸及病灶部位，產生疼痛，加重胃病。

不吃早餐，易患膽結石

膽囊排出膽汁是有規律的，都在一日三餐後排出。如果經常不吃早餐，一上午膽囊中的膽汁沒有機會排出，降低了膽汁溶解膽固醇的能力，使膽汁中的膽固醇形成晶體而析出，就可能逐漸層疊為膽結石。國外有研究證實：在二十至三十五歲女性膽結石症患者中，百分之八十至九十的人都有不吃早餐的習慣。

不吃早餐，容易發胖

有的人為了減肥而不吃早餐，須知，這樣做的效果往往不理想。不吃早餐的人，當時體內的熱量倒是少了，但饑餓感讓人在午餐和晚餐會吃下過多的食物，尤其是晚餐，飯後不久就睡覺，來不及消化吸收。長此以往，身體不堪重負，使得熱能過剩，極易造成脂肪堆積，使人發胖。所以，吃早餐是減肥之道！

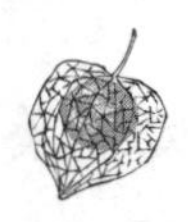

三四五頓，七八分飽

您知道怎樣吃飯對身體好嗎？其實吃飯不是簡簡單單吃飽的事情，要吃得合理，吃出健康，這就需要您每日少食多餐。

每日三四五頓

每位愛美的女士在決心要減肥的時候，都會制訂一系列的減肥計畫，運動必不可少，少食多餐也眾所周知。

「少食多餐」顧名思義指的是，在每日攝入食物總量的控制下，增加吃飯次數，減少每次的攝入量。僅僅少食多餐這一飲食習慣本身，就可以相當有效地預防糖尿病、高血脂。早、中餐比例大，有利於降血脂、減體重，晚餐所占比例則相反。少食多餐可使血糖波動幅度及胰島素分泌幅度變化趨緩。對於超重者，應當早餐占百分之四十，午餐占百分之四十，晚餐占百分之二十，也就是早飯淡而早，午飯厚而飽，晚飯要少，有助於降血脂減肥。

每餐七八分飽

吃飯一定要吃七八分飽。記住這一句話就可延年益壽。古今中外，延年益壽的辦法不下幾百種。但真正公認而有效的辦法就是一種，我們叫低熱量膳食，說白了就是「七八分飽」。

美國科學家做過這樣的實驗，一百隻猴子給足食物隨牠吃飽，另外一百隻猴子定量供應可吃七八分飽的食物。結果呢？隨便敞開吃飽的這一百隻猴子十年下來，胖猴多，患脂肪肝、冠心病、高血壓病的多，死的多，一百隻猴子死了五十隻；另外一百隻吃七八分飽的猴子，苗條、健康，精神好得多，很少生病，這一百隻猴子十年養下來才死了十二隻。觀察到最後證明，所有高壽猴子都是七八分飽。

怎麼知道是七八分飽了呢？這裡有兩個標準：體重和腰帶。第一個是體重，大家都明白了；第二個是腰帶，為什麼呢？褲腰帶越長，表明肚子越大，肚子越大表示脂肪越多，脂肪越多表示動脈硬化越快，心肌梗塞、腦出血越多。

英國有句諺語：腰帶越長，壽命越短；心跳越快，死得越快。

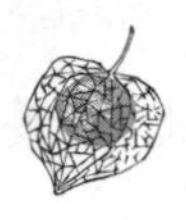

教你掌握健康晚餐的技巧

伴隨著生活步調的加快，午餐作為正餐的習慣早已被打破，晚餐成為現代家庭中最重要的一頓飯。有的人從不回家吃晚飯，下班後就開始每天的「應酬」，吃喝幾個鐘頭，才腆著肚子、晃著身子回家。

而有些家庭因為晚餐準備的時間充裕，吃得豐富，飽腹程度達到百分百。有的人加班熬夜後把晚餐和宵夜放在一起，吃完後馬上睡覺。殊不知，這是極不符合養生之道的，醫學研究表明，晚餐不當是引起多種疾病的「罪魁禍首」。

一些常見慢性疾患正是不良晚餐習慣長期的結果。那麼，晚餐究竟該怎樣吃呢？

晚餐要趁早

晚餐早吃是醫學專家向人們推薦的保健良策。晚餐的時間最好安排在晚上六點左右，儘量不要超過晚上八點。八點之後最好不要再吃任何東西，飲水除外。並且，晚餐後四個小時內不要就寢，這樣可使晚上吃的食物充分消化。有關研究表明，晚餐早吃可大大降低尿路結石病的發病率。在晚餐食物裡含有大量的鈣質，在新陳代謝進程中，有一部分鈣被小腸吸收利用，另一部分則濾過腎小球進入泌尿道排出體外，人的排鈣高峰常在餐後四至五小時，若晚餐過晚，當排鈣高峰期到來時人入睡，尿液便瀦留在輸尿管、膀胱、尿道等尿路中，不能及時排出體外，致使尿中鈣不斷增加，容易沉積下來形成小晶體，久而久之，逐漸擴大形成結石。

晚餐要吃少

晚餐少吃睡得香，具體吃多少依每個人的身體狀況和個人的需要而定，以自我感覺不餓為度。晚餐千萬不能吃飽，更不能過撐。一般要求晚餐所供給的熱量以不超過全日膳食總熱量的百分之三十。晚餐經常攝入過多熱量，可引起血膽固醇增高，過多的膽固醇堆積在血管壁上，久而久之就會誘發動脈硬化和心腦血管疾病；晚餐過飽，血液中糖、氨基酸、脂肪酸的濃度就會增高，晚飯後人們的活動量往往較小，熱量消耗少，上述物質便在胰島素的作用下轉變為脂肪，日久身體就會逐漸肥胖。

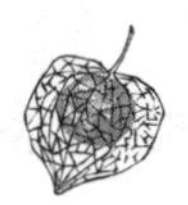

晚餐要吃素

高血壓、糖尿病、心腦血管疾病、肝膽疾病等慢性病在近十年來呈高發趨勢，這與晚餐進食不當有必然的聯繫。不少家庭以晚餐補早餐和中餐，片面追求攝入高脂肪、高蛋白食物的習慣，加上運動量不足，難免會為日後的身體健康埋下「定時炸彈」。因此晚餐一定要偏素，以富含碳水化合物的食物為主，尤其應多攝入一些新鮮蔬菜，儘量減少過多的蛋白質、脂肪類食物的攝入。如果攝入蛋白質過多，人體吸收不了就會滯留於腸道中，會變質，產生氨、吲哚、硫化氨等有毒物質，刺激腸壁誘發癌症。若脂肪吃得太多，可使血脂升高。大量的臨床醫學研究證實，晚餐經常進食葷食的人比經常進食素食的人血脂一般要高三至四倍，而患高血脂、高血壓的人如果晚餐經常進食葷食，無異於火上澆油。

喝水喝出健康

常有人形容女人是水做的，原因是女人溫柔，女人多愁善感，女人心思細膩，同時女人也愛哭。其實從科學的角度講，水占了人體重量的百分之七十左右，所以不論男人女人，都可以算是水做的。高溫天氣，人們對水的需要就更加強烈了，且不說沖涼降溫、游泳健身，光是飲用水，很多人每日的需要就增加好幾杯。水是人體的必需，水是人體的「生命泉」，當然更是健康身體的保障。喝水不足或不當，都可能影響健康，所以喝水講究一點科學，才能真正健康。

喝什麼要懂選擇

水的屬性問題有很多說法，一些書籍甚至還會把二十四節氣的水功能誇大，比如《紅樓夢》裡寶姐姐冷香丸配製過程就使用不同的水。

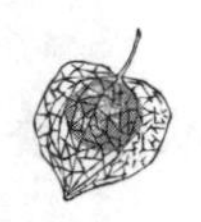

實際上，以上說法並沒有科學依據做支撐。至於水的溫度，可以根據各人喜好喝，只要不常常喝冰的刺激腸胃就好。熱水喝下去比較舒服的原因是，熱水比較接近人體溫度，使人體感覺舒服，加上熱水有水蒸氣可以潤到喉嚨，人體感受自然會好些。

最自然狀態的水最適合人飲用，當然是保證沒有污染、經過消毒等條件。一般來說，城市裡的自來水來自自然界，也經過消毒，符合國家標準，能滿足人體日常飲用基本需要，所以最便宜、最簡單、最自然的水，是最健康的水。

另外，有的人喜歡天然的山泉水，或者想嘗試古代書籍中說的露水、霜水、雪水、雨水。這些水也可能有一些特別，但因為沒經過消毒，加上現代社會工業化造成的污染隱患，建議不要輕易飲用；礦泉水也並不適合人體日常飲用，活動量大、器官正常的年輕人可以考慮多喝一些補充礦物質，反之，一些有代謝問題的病人要避免；而純淨水、蒸餾水因為太純淨，常喝可能造成人體必需的微量元素缺乏，所以也不利於健康。

高尿酸、痛風者可以在尿酸很高的時候適當喝一些蘇打水，蘇打水分兩種，一種是只加二氧化碳冒泡泡的水，即我們平時所說的汽水，這種飲料基本不可能實現排尿酸的作用；另一種是添加了小蘇打即碳酸氫鈉的蘇打水，這種水是鹼性的，也能在一定程度上幫助促進尿酸排出，對高尿酸的人有一定幫助。

但是切忌只喝蘇打水，因為在注意到鹼性高的同時，很多人忽略了鈉離子高的情況。現代科學已經明確表明，鈉離子高是形成高血壓的一個重要原因，所以日常生活中喝鈉離子高的水和多吃鹽一樣，增加了得高血壓的機率。每天只喝這種蘇打水的結果是，可能能幫助解決高尿酸的問題，但也有可能帶來可怕的高血壓。因此最經濟、安全的方法是多喝普通水，多吃素，多運動，不喝酒，堅持這樣的日常保健，基本上就能做到安全有效降尿酸了。

喝多少恰到好處

大家都會覺得喝水少不好，喝水多就健康，其實也不絕對。正常情況下，人體每天需要的水的總量是一千五百至兩千毫升，這個數字根據季節溫度、身體情況略有增減。人體喝水少，首先反應是尿量減少，尿中的很多成分濃縮，造成結石；而缺水加上出汗多，就可能增加血液的黏稠度，血液輸送營養物質的能力減小，引起營養不足的一些症狀。但是相反，喝水多也不一定是好事情，因為人體就如同一個水泵，水太多會引起水腫，心血管的承受能力也會減少，此外，體內水過多引起排尿量增加，因此，人體內的礦物質也很容易隨著過量尿液排走。

總體說來，因為人體攝入的水不僅來自飲用水，湯汁裡有大量水分，水果蔬菜裡含有水分，連米飯和麵包等食物裡都有水分，只要總量夠了就可以了。

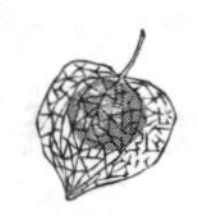

何時喝非常重要

關於喝水的頻率和習慣，有人制訂了和食譜一樣一天到晚、飯前飯後的喝水時間表，其實大可不必。喝水只要分次喝達到量即可，稍微需要講究的是：早上因為人體經過一晚上休眠和蒸發，可以適當多喝一點水；晚上因為怕夜尿多造成腎臟負擔，要適當減少；飯前人饑餓狀態時因為有胃酸分泌，喝太多影響濃度，影響消化；其他時候只要根據自己的感覺和需要適量喝，基本不存在問題。

另外，需要指出的是，順其自然、渴了才喝水的習慣也不好，因為「渴了」，是身體細胞內也缺水的一個機體反應。人體細胞內外水保持鈉鉀離子的平衡，最開始的身體缺水，先動用細胞外的水，等細胞外水不夠了，再動用細胞內的水。「渴了」是細胞內也缺水的反應，所以要趕緊喝水不要耽擱。喝水最好把它養成定時定量的習慣，而不要渴了才喝。

素食主義能傷人

近年來，隨著工作的極度搶手，人們的壓力也漸而增大，辦公室的繁忙似乎成為生活的全部；加上物質條件愈加優越，每日以車代步，於是贅肉不斷滋生，吃素的飲食風尚漸為大眾接受。尤其是那些體形較為豐滿的女性，甚至把吃素當成了習慣，希望借此達到減肥的目的。不可否認，多吃素食、蔬菜、水果等富含纖維的食物，的確對減肥有幫助。不過，最近醫學界對素食的研究證實，女性經常食素，不吃米飯肉蛋，不但會越吃越胖，而且還可能患病。

人不能像獅子、老虎一樣天天吃肉，也不能像牛羊一樣以吃草為生；因為在人的三十二顆牙齒中，有四顆犬齒，是用來吃肉的，而其他的門齒是用來切斷蔬菜水果，臼齒是用來磨碎蔬菜澱粉用的。這就說明，人類屬於雜食動物，應該葷素搭配，以素食為主，肉食也不能少。

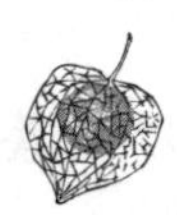

對於食素者來說，營養搭配十分必要。

鈣是保持人體正常工作所需要的一種關鍵元素。素食者不但無法從肉食中獲得鈣的補充，由於他們基本上不飲用乳製品，所以也無法從中獲得必要的鈣補充。科學家指出，儘管蔬菜也可以成為補鈣的一個管道，但其效果畢竟遠不如乳製品。因此科學家建議，在可能的情況下，素食者不應將牛奶之類的乳製品排斥在外，應適量食用乳製品。此外，經常喝豆漿，吃黃豆、花椰菜和穀物，都能夠對補充鈣起到重要作用。

另外，蛋白質的補充必須重視。無論是兒童還是成年素食者，每天的飯食中，應當安排五至六種含有高蛋白的食物，如豆類、堅果類、種子類、豆腐或其他大豆製品、雞蛋或乳製品。這些食物雖然種類較多，但食用時可以酌量，搭配食用。

一般認為，素食主義具有以下弊端。

素食會導致生育能力下降

素食會導致生殖功能異常，甚至嚴重影響生殖能力。假若女性不願意生育能力受影響，那麼在進行素食減肥前一定要三思而行，尤其是年齡超過三十歲的女性，生育能力本身已經下降，更要謹慎行事。

上述結論是由德國慕尼克馬斯保蘭學院卡爾寶克教授經過實驗得出的答案。他首先將參加試驗的健康少女分成兩組，其中一組除了進食少量乳酪和牛奶外，其他食物全部是素食；而另外一組則進食正常食物。在為期六周的減肥計畫結束後，研究發現，在吃素食的減肥女性中，有百分之七十八的人出現了停止排卵的生理現象，而且幾乎全組人的月經週期都比正常時間短。但是在正常飲食的一組中，百分之六十七的女性排卵正常，月經週期也沒有明顯變化。

卡爾寶克教授分析認為，在兩組試驗者的體重都下降了同等幅度，並且她們的運動量都一樣的條件下，素食一組女性之所以出現排卵停止的情況，與她們進食的食物中所含蛋白質過少，從而導致激素分泌失常，月經週期紊亂有關。

素食不進肉會導致免疫力下降

在我們的飲食生活中，對人體有益的各種微量元素都是必不可少的；無論少了哪一種元素，對於身體來說，都意味著潛在的危險！長期不吃動物蛋白會造成免疫力下降。而長時間的純素食，會使人體缺乏維生素B_1及鈣、鐵、鋅等微量元素，以至於對人體產生許多不利的影響。人體對飲食營養的需求不僅僅是品種全面，而且還要保持膳食平衡；菇肉類食物中含有人體必需的八種氨基酸，更適合人體消化和吸收。且賴氨酸含量較高，更有利於補充植物蛋白中賴氨酸的不足。

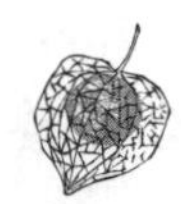

素食蔬菜也會導致發胖

拒絕吃肉，會造成動物蛋白質攝入不足，即使補充了豆類等的植物蛋白，其吸收和利用都遠不及動物蛋白。

當完全素食者蛋白質攝入不足時，人體內的蛋白質、碳水化合物、脂肪就會失衡，免疫力下降、記憶力下降、貧血、消化不良就會接踵而來。另外，維生素和煙酸也由於對脂溶性維生素的極少攝入和吸收而缺乏，腹瀉說來就來了，此外還易致人反應遲鈍、皮炎肆虐等。

而且，蔬果、大豆、穀物中含有豐富的膳食纖維，它們一方面能促進腸胃消化，另一方面，由於膳食纖維有緩瀉作用，起到了促進腸蠕動和減少了腸內物質通過腸道的時間，也就縮短排便間隔時間，過多的膳食纖維就會加速胃腸道裡的礦物質營養素的排出，造成體內的礦物質營養素未經吸收便已流失的不足。再者，光吃蔬菜未必能減肥。其實，蔬菜容易吸油，反而更容易攝入更多油脂，會越吃越胖。

因此，只吃菜、不吃飯，會導致飲食中油多、蛋白質多，熱量猛增，反而發胖。即使多吃蔬菜，也是以多吃涼拌菜為好。

不應歧視肥肉

也許一提到肥肉，很多人就會望而卻步，腦海中不斷浮現高血壓、肥胖症……不少年輕人怕發胖，視肥肉為洪水猛獸，不敢沾邊。其實，這是有害健康的認識誤區。

人體三大營養物質，真正引起肥胖的是碳水化合物，而不是脂肪。脂肪是人體重要的組成部分，脂質更是不可缺少的營養物質。人們只知道高血脂是引起動脈硬化的元兇。殊不知，動物脂肪中的高密度脂蛋白膽固醇卻是防止動脈硬化的功臣。

進食過多漢堡、甜食、巧克力、碳酸飲料等產生的熱量，常以脂肪形式貯存。可以說，脂肪是肥胖的表現形式，是替罪羊，但並不是肥胖的根源。這就是不吃肥肉仍會發胖的道理。為此，美國生物學家巴里．希爾斯提出扔掉地球上所有麵包，將會擁有一個更為健康的行星。

有些人巴不得血清膽固醇越低越好，誤以為血脂高多病，血脂低延壽。實則不然，

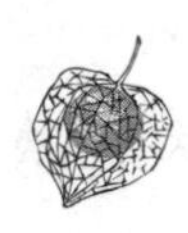

膽固醇過低者血管脆性增加易致腦出血，特別在高血壓時；長期低者還易誘發癌症。從營養上來說，適當地吃些肥肉還有益於人體的健康，特別是老年人常吃燉得熟透了的肥肉（燉兩小時左右），還可以降血脂、降血壓、降膽固醇，延年益壽並且益智美容。

什麼肉是上好的選擇，怎樣才能燉得更爛呢？需要注意的是，我們說的肥肉主要指的是肥豬肉，比如五花肉、肘子肉上的一些部分。購買這類豬肉時，要挑顏色明亮且呈鮮紅色的，摸起來感覺肉質緊密的，表面微乾或略顯濕潤且不沾手的，按一下後的凹印可迅速恢復的，聞起來沒有腥臭味的。烹飪這類稍肥的豬肉時，最好使用密封的高壓鍋，燉起來可以更熟、更爛。

有關專家通過實驗指出，隨著肥肉燉的時間的增長，豬肉中的飽和脂肪酸含量大幅度下降，而單不飽和脂肪酸和多不飽和脂肪酸含量不斷增加。同時，燉爛的肥肉保留了豬肉原本的營養成分，如豐富的維生素B_1、蛋白質和必需的脂肪酸，而且膠質部分更容易被人體消化吸收。因此特別適合老年人食用。

由此可見，任何食物都有利與弊，而讓人生怯的肥肉不僅可以降低膽固醇，還可以美容養顏。「會」吃的人才會健康！

飯前先喝湯，勝過良藥方

從古至今一提到吃飯要吃好，就會聯想到「八菜一湯」。菜是每頓飯中必不可少的，這個不必多說，而此時把湯也提到和菜並列的位置，顯而易見，湯是多麼重要。常言道：「飯前先喝湯，勝過良藥方。」這話不是沒有科學道理的。

因為人的口腔、咽喉、食道到胃，猶如一條通道，是食物必經之路。在吃飯前，如果先喝幾口湯，就等於給這段消化道加了點「潤滑劑」，吃飯時使食物能夠順利下嚥，防止乾硬食物刺激或損傷消化道黏膜。而且在吃飯期間，中途不時地進點湯水也是有益的。因為這有助於食物的稀釋和攪拌，從而有益於胃腸對食物良好的消化和吸收。另外，養成飯前或吃飯時不斷進點湯水的習慣還可以減少食道炎、胃炎等的發生。

營養學家同時也發現，那些常喝各種湯、牛奶和豆漿的人，消化道也最容易保持健康狀態。如果飯前沒有喝湯的習慣，吃飯時也不進湯水，那麼飯後就會因胃液的大量分

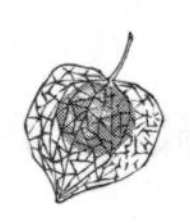

泌使體液喪失過多而產生口渴；這時候再喝水，反而會沖淡胃液，影響食物的吸收和消化。

日常生活中，有的人在吃飯時將乾飯或硬饃泡湯吃，認為這跟飯前喝湯效果差不多。實際並非如此。因為我們在咀嚼食物時，不但要嚼碎食物，便於咽下，更重要的是要由唾液把食物濕潤，而唾液會由不斷的咀嚼產生，唾液中有許多消化酵母，有幫助消化吸收及解毒等生理功能，對健康十分有益。而湯泡飯由於飽含水分，鬆軟易吞，在吃的時候往往懶於咀嚼，甚至未經唾液的消化過程就把食物快速吞咽下去了，這就會給胃的消化增加負擔，日子一久就容易導致胃病的發生。所以，不宜常吃湯泡飯。

說了喝湯好，有益健康，會不會有人就一味地追求喝湯呢？千萬不要。雖然說飯前喝湯有益健康，並不是說喝得多就好，也要因人而異。一般中晚餐前以半碗湯為宜，而早餐前可適當多些。因為經過一夜的睡眠後，人體水分損失較多，這時候適當補充些水分，對人體有利。

另外，進湯時間應以飯前二十分鐘左右為好，吃飯時也可緩慢少量進湯。總之，進湯以胃部舒適為度，飯前飯後都切忌「狂飲」。

飲食做到「八不貪」，健康長壽享永年

有些食物不是不能吃，而是不能多吃。要吃得恰到好處，要吃得既吸收了營養，又不會產生副作用。這就需要做到如下八不貪：

不貪飽

七八分飽，就是指人吃飯時不能貪飽。如果長期貪多求飽，不僅會增加胃腸的消化吸收負擔，而且會誘發或加重心腦血管疾病以及猝死等意外情況的發生。

不可快

老年人牙齒脫落不全，一定要讓食物得到充分的咀嚼方可下嚥，否則會增加胃的消化負擔。另外，還要當心魚刺或骨頭卡喉等意外事故的發生。

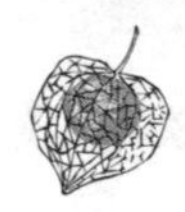

不貪甜

有人認為吃甜食是一種享受，但是過多食甜食，會造成機體功能紊亂，引起肥胖症、糖尿病等疾病。

不貪鹹

食物中鹽分含量太高，會增加腎臟的負擔，容易引發高血壓、中風、心臟病及腎臟衰弱等。

不貪硬

胃腸消化吸收不好的人要注意了，如果還不肯停口，繼續貪吃堅硬或者煮不爛的食物，時間長了會導致消化不良或患胃病。

不貪肉

眾所周知，肉類中含有大量的脂肪，膳食中如果肉類過多，就會引起新陳代謝紊亂和營養平衡失調，容易患有高膽固醇血症，不利於心腦血管病的防治。

不貪精

長期食用精米精麵，會造成體內攝入的纖維素減少，因而減弱腸蠕動，增加患便秘的危險。

不貪杯

長期貪杯飲酒，會使心肌變性，失去正常的彈力，加重心臟的負擔。老人貪杯還易導致肝硬化。

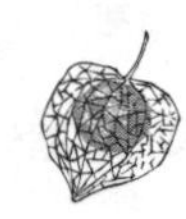

「腹內常清」利健康

古人云：「要想長生，腹內常清。」這一養生名言，可說是保護腸道內生態環境平衡穩定的養生之道。如能牢記，身體力行，就能去病延年。

然而人們會問，是誰維護著腸道內生態環境的平衡呢？是細菌。從嬰兒出生起，許多細菌便乘機鑽入體內，到大腸內「安家落戶」，然後「生兒育女」，成為人體的終生「伴侶」。

據統計，腸道內有大腸桿菌、乳酸桿菌、雙歧桿菌、產氣桿菌等，數量達一百多種。數量龐大的腸道菌群之間相互依賴，相互制約，維持著相對平衡，形成一道天然防線，阻止其他有害細菌的侵入，使腸道內環境保持穩定，同時，幫助人體合成B群維生素、葉酸、維生素K等，以及增強機體的防禦能力。

然而，現實生活中許多不良的生活方式及習慣，使不少有害物質進入體內，污染和破壞了腸道內環境，導致腸道內菌群的失調，引發疾病，危及健康。

因此，腸道內環境問題也是不容忽視的。人們都知道自然環境保護關係到人類的生存，但你是否知道，人體內生態環境與健康長壽的關係同樣密切呢？醫學研究發現，大腸是人體內最大的生態環境，它的正常或失調，直接影響到生命的安危。

怎樣才能使體內生態環境保持平衡穩定呢？

每個人都應注重自我養生保健，不濫用藥物

濫用藥物，尤其是抗生素類及化學藥品，可殺滅腸道內正常菌群，導致菌群失調，內生態環境失衡，使人生病。

飲食要合理

如果飲食不節，暴飲暴食，吃不潔淨飯菜，都會使體內生態環境失調，有害病菌乘機興風作浪，引發腸道傳染病。纖維素是最佳的清腸通便劑，它在腸道內吸收水分，刺激腸道蠕動加快，有利於糞便排出體外。所以，應常吃富含纖維素的食物，如吃些粗糧、薯類、蔬菜、水果等。

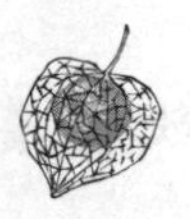

飲水加運動

每天清晨飲杯涼開水，稍事休息後外出鍛煉。運動時腹肌收縮，可促使胃腸蠕動，起到沖刷腸道的作用；水分可稀釋糞便利於排出，有利於保護腸道內環境的健康。

「食不可無綠」

吃「綠」是時尚嗎？是，又不是。人類餐桌與綠色蔬菜為伴有幾千年歷史了，如此古老的食物，如何談得上時尚？可話又說回來，綠色蔬菜雖然歷史悠久，但從來沒有像今天這樣紅火。日本等國家的居民對其寵愛有加，甚至達到「食不可無綠」的程度，「綠旋風」正以不可阻擋之勢席捲全球餐桌。

中華民族的古訓中有這樣一條：「欲得長生，腸中當清；欲得不死，腸中無滓。」多進食蔬菜、粗糧、紅薯等富含膳食纖維的食物，可使腸道生態菌群保持正常。

正如《本草綱目》所述：「謹和飲食五味，臟腑以通，血氣以流，骨正筋柔，壽命可以長久……菜之於人，補非小也。」

《本草綱目》「菜部」前言中曰：「五菜為充，所以輔佐穀氣，疏通壅滯也。」

楊恒《六書統》謂：「蔬，從草從疏。疏，通也，通飲食也。」可見古人已瞭解蔬

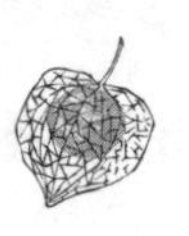

菜具有「疏通壅滯」之功。大便通暢，機體代謝平衡，對預防腫瘤、高血壓、高脂血症等有非常積極的意義。

過去因為民間素有「糠菜半年糧」之說，所以有些人誤把蔬菜看做是窮人的食物，這無疑是非常錯誤的。近年來不少人飲食結構「西化」，膳食纖維攝入量不足需要量的三分之一，蔬菜消費量明顯下降，正是這一原因，引起「文明病」氾濫。

浙江大學腫瘤研究所鄭樹教授與斯坦福和南加州大學合作，以一個病人與三個健康人的比例，在兩地各選擇一千兩百人進行生活習慣的統計分析，發現與浙江生活在同一緯度的加州華人居民大腸癌、直腸癌發病率遠高於浙江人。

移民美國二十年的華人因長期攝入高熱量、高蛋白、高脂肪飲食，使他們在健康上付出了沉重的代價——患大腸癌的危險性比浙江居民高出三至五倍。

分析發現，飲食習慣西化是導致大腸癌高發的「罪魁禍首」。因為大腸癌的發病有百分之八十三是由環境因素所決定的，其中飲食因素至為關鍵。其主要的誘因就是高脂肪、高蛋白、高熱量、低膳食纖維的西方膳食模式。

哈佛大學的研究人員用四年的時間，跟蹤了四萬七千八百九十四名成年男性，發現大量食用番茄紅素可以降低前列腺癌的發生率。研究也表明人體內番茄紅素含量過低與子宮癌、肺癌、乳腺癌及動脈硬化等慢性病的發生有關。番茄紅素在西瓜、番茄、李子、木瓜中都存在。

常言道：「蘿蔔上市，郎中下鄉」；「冬吃蘿蔔夏吃薑，不勞醫生開藥方」；「過了九月九，醫生高抬手，蘿蔔白菜湯，吃了保健康」。這些民間諺語中隱含著蘿蔔所具有的防病、治病功效。蘿蔔中含有抗腫瘤、抗病毒的活性物質，有效成分為雙鏈核糖核酸。它就是刺激機體細胞產生干擾素的「干擾素誘生劑」，其對食道癌、胃癌、鼻咽癌、子宮頸癌的細胞均有顯著抑制作用。白蘿蔔、青蘿蔔和心裡美蘿蔔等都含有此成分，由於其對口腔中的核糖核酸酶耐受性相當高，吞咽中不易降解，且無任何副作用。而生吃細嚼蘿蔔才能使之釋放，一般每日或隔日吃一百至一百五十克即可。

古籍《爾雅》稱：「凡草可食者，通名為蔬。」神農嘗百草，把它們分為可食的菜和不可食的葷，不宜常食，有藥效，可醫病的則稱為草藥。「五菜為充」絕非僅僅為了填飽肚子，而是來自幾千年養生保健效果的體驗！

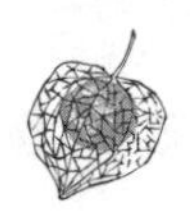

果蔬並非主食，苗條另尋良策

有些人的食譜中水果蔬菜占了大部分。特別是有些名人，在介紹自己的食譜時往往強調水果蔬菜的作用，甚至某一餐除了水果蔬菜以外，別的什麼也不吃。據說這種做法在年輕女性中很流行。她們應該是抱著「我想瘦」、「我想變漂亮」、「我想變得更健康」的想法才採取這種飲食方式吧，但是這樣其實很危險。

眾所周知，人所需要的營養中最主要的是碳水化合物、脂肪和蛋白質，其次才是維生素、核酸、有機物、鹽類和微量元素。而水果和蔬菜中的營養物質主要是各種水溶性維生素、糖、葉酸和礦物質，無法從中獲得最重要的營養素——蛋白質，包括熱量的主要來源——脂肪及碳水化合物，因此而熱量不足。熱量不足，人容易感到疲倦，肌膚也會失去彈性，更嚴重的是還可能造成貧血，引起生理不調。

或許有些人聽到這裡，還是覺得「管它呢，只要能瘦就好了」。但即使採取以果蔬為中心的飲食方式，也不一定就能夠瘦下來，有時候甚至會適得其反。

為什麼會出現這樣的反效果呢？這是因為以蔬菜為主食的人，一定會經常吃水果。但水果裡面可是含有許多糖分的，所以身體根本無法瘦下來，感覺上就像是「不吃蛋糕而吃巧克力」的減肥方式，結果愈減愈胖。這就是為什麼美國的素食主義者也不一定苗條的原因所在。「只要控制吃肉或是零食就會瘦」，只是一種美好的幻想罷了。

那麼，究竟要怎樣才能讓自己吃得漂亮又苗條呢？這雖然是個難題，但不妨參考下面四點減肥的基本法則：

- 要攝取足夠的蛋白質、碳水化合物及維生素，並採取均衡的飲食。
- 要增加食物纖維的攝取量。
- 要控制一天的熱量攝取，且要將脂肪攝取量控制在總熱量百分之三十以下。
- 不要吃太多，遵循「七八分飽」的原則。

最重要的是「不要吃太多」這一項。無論什麼樣的均衡飲食法，只要吃太多都是沒有意義的。

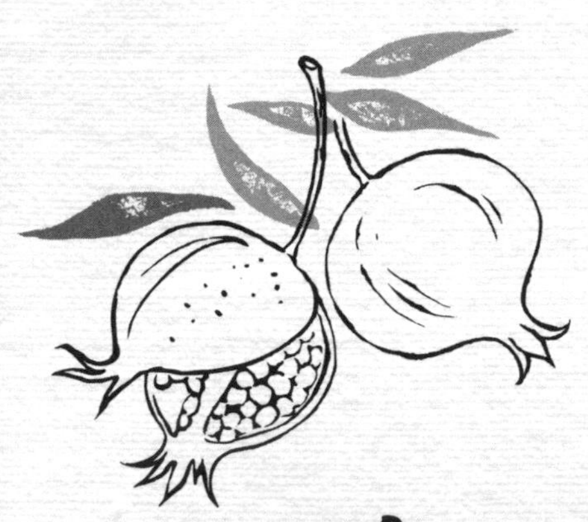

睡眠養生

藥補不如食補，食補不如覺補

睡眠從不是「以天為蓋，以地為廬」那麼簡單，睡好了可以解除疲勞、美容養顏、提高機體免疫力。因此，開始學習睡覺吧。

睡眠——最天然的補藥

生活中，每天吃飯睡覺，似乎是再也普通不過的事情了。也許在大家看來，這並沒有什麼可說；但您所不知道的是，對一個人來說，睡眠要比飲食重要好幾倍。民諺就有「飽吃不如餓睡」、「吃一日筵席，不如睡一日眠席」的說法。

一個人七天不進食可以維持生命，如七天不睡覺則難以生存了。所以說，在所有的休息方式中，睡眠是最理想、最完整的休息。

有人說，睡眠是大自然了不起的恢復劑，經過一夜酣睡，多數人醒來時感到精神飽滿、體力充沛。古人非常重視睡眠，把睡眠當做天然的補藥。中醫認為：「調攝精神，內養元氣。」如果睡眠不足，或睡眠夢多，容易使人出現勞倦。過度勞倦，就會產生耗氣傷血的病理變化，因而損及五臟。心勞血損，肝勞神損，脾勞食損，肺勞氣損，腎勞精損。假如睡眠充足，可以得到新的精神和體力，從而保持健壯的身體，獲得長壽。

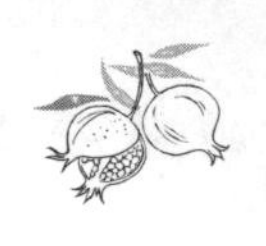

在日常生活中，人們常有這樣的體會，當你睡眠不足時，第二天就顯得疲憊不堪，無精打采，感到頭昏腦漲，工作效率低，但若經過一次良好的睡眠之後，這些情況隨之消失。曾有人形象地說睡眠好比給電池充電，是「儲備能量」。確實，經過睡眠可以重新積聚起能量，把一天活動所消耗的能量補償回來，為次日活動儲備新的能量。

科學研究證明，良好的睡眠能消除全身疲勞，使腦神經、內分泌、體內物質代謝、心血管活動、消化功能、呼吸功能等得到休整，促使身體各部分組織生長發育和自我修補，增強免疫功能，提高對疾病的抵抗力。因為睡眠時，絕大部分器官處於代謝低、活動少的狀態，體內的各種生理活動減弱，這就能使能量消耗大為減少，細胞得以休整，能量得以補充，為第二天的活動儲備了新的能量。所以一天非常疲勞之後，只要好好睡一覺，便能消除疲勞，恢復精力。

常言道：「以睡養生。」可見睡眠的重要性。關於睡眠的機理，中醫認為是陰陽相互交替的結果。《靈樞．大惑論》說：「故陽氣盡則臥，陰氣盡則寐。」現代醫學認為睡眠的本質是高級神經活動的一種保護性的抑制。大腦皮層的神經細胞，因為不斷地工作而疲勞時，就由興奮狀態進入抑制狀態，抑制從局部逐漸向周圍擴散，皮層及皮層下進入廣泛的抑制狀態後，就進入睡眠狀態。

無論古人或現代人都非常重視睡的科學。半山翁詩云：「華山處士如容見，不覓仙方覓睡方。」中醫養生學認為，「勞則氣耗」。意思是長期過度的勞累、疲乏，可使人體精氣大量消耗。精氣是人體生命活動的基礎，人的四肢、九竅和內臟的活動以及人的精神思維意識，都是以精氣為源泉和動力的。因此，「精氣虛則邪湊之，邪勢猖獗則精損之，如此惡性循環則病留之」。而要精氣不虛，就必須消除疲勞，而消除疲勞最好的方法是良好的睡眠。

在《鏡花緣》中，唐敖等人到達伯慮國，只見他們那種瞌睡光景，平時對什麼都毫無興趣，在走路時也是閉目緩步。為什麼如此疲倦還要勉強地出來活動呢？多九公說：「當日杞人怕天落下把他壓死，所以日夜憂天，此為人所共知，這伯慮國王雖不憂天，一生最怕睡覺；他唯恐睡去不醒，送了性命，因此日夜愁眠。這裡一向沒有衾枕，雖有床帳，都為歇息所用，從無睡覺之說，終年昏昏迷迷，勉強支持。往往有人熬到數年，精神疲憊，支撐不住，一覺睡去，別人百般呼喚，竟不能醒，其家聚哭，以為命不可保。及至睡醒，業已數月，親友聞他醒來，都為其慶賀，以為他從死裡逃生，舉家莫不歡喜。」因此，把睡覺一事視為畏途。其他國王勸伯慮國王說：「王兄如將諸務看破，憂慮稍為減些，把心放寬，不必只管熬夜，該睡則睡，該起則起，這就是很好的養生之術了。」

這樣一個故事無論是真是假，都不重要，因為它其中所闡述的道理已經被大眾所瞭

解，也已經得到了科學的驗證。的確，睡覺對人的身體至關重要，人在勞動、工作、學習中，消耗了大量能量，因此要靠睡眠來補償。睡眠既是補充、儲備能量，消除疲勞，恢復體力的主要形式，又是調節各種生理機能，穩定神經系統平衡的重要環節。無論是對身體的發育，還是保障身體的健康，保持旺盛的精力，都是十分重要的。

睡眠是天然補藥，為了保持充沛的精力、旺盛的意志，從而健康長壽，每天如何服好這劑補藥，是每個人都不應該忽視的。

睡眠債欠不得

每個人都知道睡眠不好會影響精神狀況，會導致頭腦反應遲鈍，不利於第二天的工作和學習。但是，又有幾個人知道如果睡眠不好，還更可能引來身體虛弱、細菌感染、流感等疾病？流感的症狀是全身倦怠、發燒、痠痛、喉嚨痛、咳嗽、腹痛、嘔吐、鼻塞等。

流感會引起身體不適，睡眠品質降低。流感引起的睡眠不足，會導致身體抵抗力減弱，容易感染其他疾病，所以感染到流感時，除了看醫生、服藥之外，充足的休息與睡眠，絕對是必要的。

流感纏身時，大多數人會睡不著，整晚睡眠只有入睡期與淺睡期；要進入淺睡期時，往往會覺醒，覺醒時間延長，覺醒次數呈倍數增加，甚至出現短暫呼吸暫止症狀。

原則上睡眠姿勢最好為側睡姿勢，如此，短暫呼吸暫止症狀會改善，氧的飽和濃度會增

加，睡眠效率品質逐漸改善，熟睡期、深睡期的時間會增長，體內的免疫力會增強。

小孩、幼童感染流感病毒會疲累，一直想睡，又睡不好。由於他們呼吸道不順暢，睡不久就覺醒，覺醒次數頻繁，熟睡期、深睡期減少，而入睡期、淺睡期增加，導致抵抗病毒的能力下降。原則上，最好讓小孩、幼童多休息睡覺，如此，覺醒次數逐漸減少，熟睡期、深睡期增加，而入睡期、淺睡期減少，免疫力增強，抵抗病毒的能力也逐漸增強。體內的免疫組織會自動調兵遣將，將病毒消滅，由於小孩、幼童熟睡期、深睡期占總睡眠時間的百分之五十左右，所以，健康很快就恢復過來。小孩、幼童、生長期的青少年需要大量的生長荷爾蒙，讓他有充分足夠的睡眠，最好不受打擾，老奶奶所謂「一暝長一寸」，確實非常有道理。

成人依年齡的增加，熟睡期和深睡期逐漸減少，最多占總睡眠時間的百分之二十左右，恢復健康所需的時間較長。所以老人感染流感病毒，恢復健康所需的時間較成人長。

說到這些生病時睡眠所受到的影響，有人不禁會問：正常情況下，人們的睡眠應該是什麼樣的呢？正常的睡眠時，徐波、慢波能增加供給肌肉的血流量，使身體能夠休養生息。此時體溫下降，以便能夠儲存更多的能量。代謝活動也降至最低，也是組織生長與修修補補的最佳時機。

在熟睡期、深睡期睡眠階段時間，腦下垂體分泌的生長荷爾蒙，會達到一天分泌量的最高峰。荷爾蒙不但刺激小孩、幼童的生長發育，還會修補身體組織。熟睡期、深睡期睡眠時間，身體的免疫系統本身存在著一些天然的調解因子，如內淋巴素因子以及腫瘤壞死因子的分泌量都會增加。研究發現，只要輕微的睡眠不足，免疫能力便會下降。

歸結起來，重點其實只有一句：欠了睡眠債，毛病跟著來。一旦補足了睡眠，免疫系統也會隨即恢復功能。

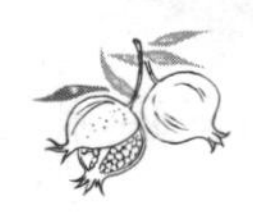

嗜睡症：病徵警訊

身邊很多人在上班時總抱怨犯睏，提不起精神，問及原因，回答者總輕描淡寫地說是因為前一晚休息不夠好。休息不充足確實會引起頭腦昏沉的症狀，還會覺得想睡覺，但是真正的原因可能不僅僅是休息不好這麼簡單，有可能是嗜睡症在作祟，即便沒有，也要注意了，因為潛在危險還是存在的。

一般而言，患有嗜睡症狀的人，多與晚間睡眠時間不足有關，若夜間睡眠品質不好的話，則有可能是身體發出的警訊，如腦部腫瘤、肝炎等或罹患暫時停止呼吸、猝睡症與克萊列文症候群等睡眠疾病，須就醫作進一步診斷。

上述疾病，如暫時停止呼吸、猝睡症或克萊列文症候群等，會導致很多人明明晚上睡眠時間足夠，但是第二天仍舊想睡覺。暫時停止呼吸睡眠疾病，主要是因睡覺時，呼吸暫停造成腦部血氧濃度過低，無法真正進入熟睡狀態，僅止於淺眠；而猝睡症則是看電視、看書或開車、說話，十五分鐘內就自然倒頭入睡，且立即進入快速眼動期熟睡；

若嗜睡合併有多囈症狀，則可能患有克萊列文症候群，真正致病原因不明。

因為患有嗜睡症的人精神狀態往往不佳，容易造成危險，所以此類人除了避免操作交通工具、機械等危險工作外，上午工作時，最好也每隔一至兩小時，就休息十到十五分鐘，以讓精神保持最佳狀態，才能確實降低危險發生率。

雖然身邊不乏患有嗜睡症的人，但是根據醫學初步統計，其實真正患有嗜睡症的人只約有百分之三，而且不易被察覺，因為國人對於昏沉欲睡的疲倦感，多認為與肝臟病變有關，會先求助肝膽科或中醫科診斷，很少會尋找精神科醫生診治，因此可能還有低估的情況。

一般情況下醫生在治療嗜睡症狀選擇方法時，會首先作睡眠品質評估，確定睡眠是否嚴重影響患者的情緒控制與記憶力、認知功能退化，並且作腦部超聲波檢查，瞭解是否腦幹有腫瘤壓迫覺醒神經，或抽血確定有無甲狀腺功能低下、貧血及肝腎或心肺功能不佳等情況。

經過上述檢驗，若不曾含有所指病因，則精神科治療上多採用興奮劑，如利他能來提振精神，但是其與安非他命類似，有成癮之虞，嚴重者還可能出現幻覺、妄想等精神疾病；另外，三環類抗憂鬱藥物，用以抑制進入做夢狀態，所以適用於猝睡症的治療，但是易有口乾、便秘等副作用發生，因此都不是非常好的治療選擇。

除了藥物對睡眠疾病的直接治療外，專家表示，改變不好的睡眠習慣，包括長期不規則時間入睡、白天睡眠時間過多、喜歡喝茶及咖啡等刺激性飲品，或睡前喜歡看電視、做劇烈運動等，都會影響睡眠品質，雖然可能有入睡，但是翌日起床後可能還深感精神不濟，所以養成良好睡眠習慣也是治療白天嗜睡症狀的方法之一。

凌晨零點至三點，務必深睡眠

人們都知道要想有個健康的身體，就必須有一個高品質的睡眠，然而什麼才是高品質的睡眠呢？高品質的睡眠不但有「時長」的需要，還有「時段」的要求。除了睡夠一定的時間之外，還要注意睡眠的時段。這是因為人的睡眠是由淺入深的過程，大腦在淺睡眠時，由於做夢等原因，休息得並不是很充分，只有在深睡眠時期，才能最好地放鬆神經系統，讓身體得到最好的休息和修復。

什麼時段才是最合理、最有利於健康的呢？按照人的生理週期，每天凌晨零點至三點是深睡眠時間，也是最好的睡眠時段。從中醫角度看，凌晨零點至三點包括一部分子時和全部丑時。

子時，即二十三點至次日凌晨一點，膽經當令。膽汁需要新陳代謝，人在子時入眠，膽方能完成代謝。「膽有多清，腦有多清。」凡在子時前入睡者，晨醒後頭腦清

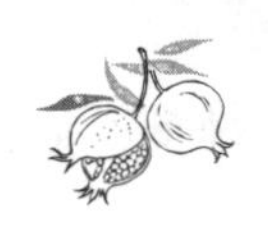

新、氣色紅潤。反之，長時間子時不入睡的人面色青白，易生肝炎、膽囊炎、結石等病症。這個時辰養肝血最好。

丑時，即凌晨一點至三點，人的肝經最旺。「肝藏血」。人的思維和行動要靠肝血的支持，廢舊的血液需要淘汰，新鮮血液需要產生，這種代謝通常在肝經最旺的丑時完成。如果丑時不入睡，肝還在輸出能量支持人的思維和行動，就無法完成新陳代謝，易傷肝。肝一旦有問題，女性還容易在經前莫名其妙地煩躁易怒，出現月經週期紊亂、痛經，甚至發熱症狀。由於肝經和肝、膽、胃、腎、眼、頭、咽喉都有聯繫，丑時長期不眠者，肝經容易出現問題，造成氣血兩虛，可進一步導致貧血、面色晦暗、目倦神疲、咽乾、嘔吐、腹瀉、腰膝痠軟、胸悶、腹部兩側疼痛以及女性月經失調等症狀。

正因為這個時間段非常重要，因此任何人都不要耽誤這三個小時的黃金睡眠期。這就意味著人們必須要在十點至十點半之間睡覺，然後在凌晨零點至三點處於深睡眠狀態。很多人在進入深睡眠後，雷打不動，聽不見撬門聲。這也正是為什麼在凌晨這三個小時發案率最高的重要原因。

古語「丑時屋簷矮三寸」，這是形容在凌晨一至三點鐘，萬籟俱寂，大自然靜悄悄，連房簷都懶洋洋地垂頭三寸在「睡覺」，人更應如此。醫學研究表明，生長激素分泌的旺盛期、人表皮細胞的新陳代謝最活躍的時間均在凌晨零點至三點之間。這個時候不睡，對處於生長發育期的孩子而言，是一種壓制身體增長的行為；這個時候不眠，將影響細胞再生的速度，導致肌膚老化。這種恐怖的後果會直接反映在女士們的臉龐上。孩子們要想長高，女士們如想保持自己臉部皮膚好，就務必養成在十點半左右入睡的習慣，最好在凌晨零至三點處於深睡眠狀態中。

對於「如果一個人能保證在凌晨零至三點這三個小時中享有高品質的深睡眠，那麼，我們甚至能說可代替八個小時睡眠」這一說法，已經通過現代科學證明，其原因是由於機體循環、神經、呼吸和內分泌系統在凌晨零至三點都處在「低潮」階段，所以正是睡眠的黃金時刻，絕不可輕易放過。

然而肯定會有很多人因為職業的不同，須在夜間工作，隨著對作息時間、環境條件的適應，生理節奏也可以調整。但是不免還會造成身體欠佳，對於因在凌晨零至三點不眠而導致的「陰虛」和「肝熱」症狀，治療的最佳方法是對症下藥，養陰清熱。倘若錯誤地多食壯陽火的補品，如人參、雞精、鹿茸等，雖然暫時有提神功效，但長期服用，就容易讓身體機能處於過度興奮的狀態中，難以入睡。長此以往，會形成惡性循環，導致身體漸漸處於風雨飄搖中。

上述解決方法雖然諸多，但無論如何，從健康角度出發，在每天廿四小時的時間裡，凌晨零至三點間讓身體處於睡覺狀態，將大大提高你的健康水準。

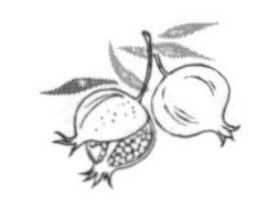

睡懶覺有害健康

通過以上篇節的介紹，我們知道，人應該有健康的睡眠，這就要求睡眠時間不能過短，那麼時間過長是否有益健康呢？長期研究表明，睡懶覺也危害健康。總體說來，可以歸納為以下七個方面：

導致呼吸道損害

您是否知道臥室內的空氣早晨最混濁？即使虛掩窗戶，也有百分之二十三的空氣未能流通。不潔的空氣中不僅會有濃度較高的二氧化碳和塵埃，而且可能會有病毒、細菌等微生物滋生，這對呼吸道是不利的，它們不僅可刺激呼吸道黏膜，而且可以導致疾病。我們可以見到那些閉門貪睡的人經常會有感冒、咳嗽、咽痛等，高濃度的二氧化碳還可使人的記憶力、聽力下降。

導致胃腸功能退化

一般說來，一頓適中的晚餐，到清晨七點左右基本消化，此刻胃腸開始活動起來，胃酸分泌增加，準備接納和消化新的食物，賴床者由於不按時進餐，胃腸經常發生饑餓性蠕動，久而久之，得胃炎、潰瘍病。

擾亂神經系統的正常功能

人睡眠時，人的神經中樞處於相對抑制和休息狀態，多數腦細胞在此時得以修復，但管理睡眠的中樞則是工作時間，處於興奮狀態。睡懶覺的人睡眠中樞長期處於興奮狀態，時間長了便會疲勞。

此外，其他中樞由於受到抑制的時間過長，就易形成一種惰性，變得啟動時間變長，恢復活動的功能會相應變緩慢，因而使人成天感到昏昏沉沉，無精打采。

導致生物鐘節律破壞

《黃帝內經》提出：「五臟四時，各有收應」，「至而不至，精不及也，未至而至，精有餘也」。可見先輩們早就認識到「因時攝食」的道理。《管子》說：「起居不時，飲食不節，寒暑不適，則形累而壽命損。」現代科學研究發現，人體各部位的活

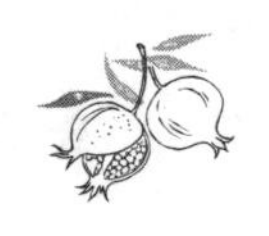

動都有生物鐘，有「體溫鐘」、「血壓鐘」、「睡眠鐘」、「壽命鐘」等，人的廿四小時晝夜節律受制於地球的自轉和太陽的公轉，違反或破壞這一節律，將會使自身產生很大的變化。

生物學家塞爾維埃認為，從病理學角度講，一次違反生物鐘規律的做法就足以使人免疫力下降，為病原微生物入侵提供條件。科學家提醒人們，如果經常隨意地改變自身的生理節奏，也就是說經常撥亂「生物鐘」，白天黑夜不分，生活無序，就會讓人處於一種夜間睡不著，白天精神不爽，疲憊，打哈欠，睡不醒的滋味，對健康有害無益。

導致身體衰弱

當人活動時，心肌收縮力增強，心排血量增加；當人休息時，心臟也同樣處於休息狀態，如果長時間睡眠，就會破壞心臟工作和休息的規律，心臟一歇再歇，最終使心臟收縮乏力，稍一活動便「心悸」不已，疲憊不堪，全身無力，因此只好躺下，形成惡性循環，導致身體衰弱。

導致肌張力低下

經常睡懶覺的人，起床後時常會感到腿軟、腰骶不適、四肢無力。這緣起何處呢？

其實是因為肌肉組織錯過了活動的良機，人們在一夜休息後，肌肉和骨關節變得較為鬆緩。如果醒後起床活動，一方面可使肌肉張力提高，另一方面通過活動，肌肉和骨骼的血液循環增加，處於活動的修復狀態。同時將夜間堆積在肌肉中的代謝產物排出，這樣有利於肌纖維增粗、變韌。

導致肥胖

每一個愛美的人都不願意擁有一副臃腫的體型。缺乏充足的睡眠，或睡眠品質明顯下降，是造成中年男子發福的一個重要原因；而每天睡眠時間過長，特別是喜歡睡懶覺的人，也會使身體發胖，尤其是中年女性。

研究發現，在人的廿四小時晝夜節律中，人的脂肪消耗，也就是減肥有兩個最佳時機：一個是晚飯後四十五分鐘或兩小時後，在二十分鐘內行走一千六百米，或者連續走四十分鐘，有利於減肥；第二個最有效的減肥時間是早上（**心血管病人除外**），因為早上人的營養經一夜的時間已被消耗得差不多了，此時又沒有補充新的營養，如果在早餐前進行快步行走一小時左右，那將很大程度上消耗身上的脂肪。

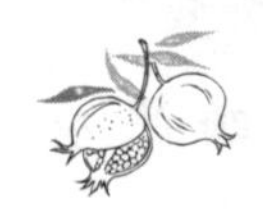

開燈睡覺，惡病來找

現實生活中，很多人無論是因為怕黑或者缺乏安全感，都喜歡開燈睡覺。他們或許沒有想到，有些病就是在開燈睡覺的情況下找上門來的。

人的大腦中有個叫松果體的內分泌器官。科研人員發現，松果體的功能之一，就是在夜間當人體進入睡眠狀態時，分泌大量的褪黑激素。這種激素在深夜十一時至次日凌晨分泌最旺盛，天亮之後有光源便停止分泌。褪黑激素的分泌，可以抑制人體交感神經的興奮性，使血壓下降，心跳速率減慢，心臟得以喘息，使肌體的免疫功能得到加強，甚至還有殺癌細胞的效果。

但是，松果體有個最大的特點：只要眼球一見到光源，褪黑激素就會被命令停止分泌。人的眼皮有部分遮住光源的效果，如果戴上眼罩睡覺，讓眼球夜間不接觸光，即使開燈入睡也不會影響褪黑激素的分泌。可是，一旦燈光大開，加上夜間起夜頻繁，那麼褪黑激素的分泌，或多或少都會被抑制而間接影響人體免疫功能。這就是為什麼夜班工作者免疫功能下降，較易患癌症的原因之一。

其實開燈睡覺不僅容易讓人患癌症，還是導致女性患乳腺癌的主要因素之一。

據英國《獨立報》報導，由美國國家癌症研究所和美國國家環境衛生科學研究所共同進行的研究，為非自然光與癌症之間的關係提供了「首份證據」。報導說，大量研究表明，那些需要值夜班的職業婦女，如護士、空中乘務員，她們患乳腺癌的風險最高可達百分之六十。空姐在飛機上工作近十五年後，乳癌發生機率增加兩倍，約百名資深空姐中就有一人患乳癌。此外還有研究表明，每週熬夜二至三天的女性也同樣易患乳腺癌。此項結果在國外權威雜誌《實驗醫學》中也有報導。

另外，還有學者以兩百多位成年人來做研究，發現只要一次在凌晨三時到清晨七時，坐在燈光下，便會讓這些成年人的免疫能力顯著下降。然而這些只是針對成人而言，其實開燈睡覺對孩子的影響也是巨大的，其中影響最大的就是孩子的視力。

美國科學家研究發現，夜裡開著燈睡覺的嬰幼兒，將來發展成近視眼的可能性要比一般孩子更大，尤其是對於不到兩歲的孩子而言。研究表明，燈光可能會促使正在迅速發育的嬰幼兒的眼睛發生變化。儘管他們的眼睛閉著，燈光仍會透過眼皮進入眼睛。因此專家提醒家長，要幫助嬰幼兒養成在昏暗環境下睡覺的習慣，即使孩子一時害怕黑暗不敢入睡，家長也必須記得在孩子睡著後熄燈。

所以，睡覺時關閉所有電燈，睡在全黑的房間中，有利於製造神經傳遞物質血清素。這對製造褪黑激素至關重要，對於人體健康、孩子發育成長，也是必不可少的。儘量保持九小時睡眠，早上起床後到戶外走走，大自然將把神清氣爽、心情舒暢、健康長壽還給您。

夢遊究竟是不是病

常過集體生活的人不免會遇到有夢遊習慣的室友，有時會讓人覺得害怕。然而夢遊是怎樣形成的呢？其實一般人睡覺時都會做夢，但其表現頂多是說夢話，不會有所行動，因為下視丘的中樞會抑制睡眠時肌肉活動。夢遊者的這個部位發生問題，於是發生睡覺起身活動的情形，而醒來後對自己睡夢中的行為完全沒有印象與記憶。

夢遊是一種常見的生理現象。稱之為夢遊，其實並不確切，因為夢遊往往發生在做夢很少的非快速眼動睡眠時期。其發生的時間多在入睡後一點五至兩小時間，夢遊中的行為通常不會太細膩繁複，常見的是走動；而有一種夢遊者會在睡眠中打開冰箱吃東西，是另一種「睡眠貪食症」，臨床上與夢遊有別。

夢遊的方式五花八門，既有尋常的，又有離奇的。有的夢遊症患者在熟睡之後，會不由自主地從床上突然爬起來胡說幾句；甚至有條不紊地穿好衣服，燒起飯來；或跑到

外面兜了一圈後，又回來睡在床上，待到次日醒來卻對夜間發生的事毫無印象。至於有些罕見的案例，是在睡眠中實施殺人等犯罪行為，而清醒時同樣完全不知情，這是另一種「快速動眼期行為異常」的症狀，是發生在剛入睡、容易做夢的「快速動眼期」，與夢遊的機制不同。

常人認為夢遊者膽子奇大，敢做一些驚險恐怖的動作。其實夢遊者很少做越出常規的事，夢遊時也極少做出傷害性的進攻行為。當然，夢遊者有時由於注意力分散偶爾會跌倒碰傷。老一輩的人還有一種偏見，認為不可隨便去喊醒夢遊者，因為夢遊者忽然驚醒會被嚇瘋的。事實上，夢遊者很難被喚醒，即使被喚醒了，他也不會發瘋，只是感到迷惑不解而已。

夢遊症雖然會讓旁觀者覺得恐懼，但其實並不可怕，對於有夢遊症的患兒，不必有過多擔心。夢遊只要不是腦器質性病變引起的，不需治療。但發作時應注意看護，防止意外事故發生。對正在發作的患兒應將其喚醒或將其引到床上。一般隨著年齡的增長，患兒的夢遊症狀會逐漸減少，最終徹底緩解。

如果頻繁發生，可請醫生用些鎮靜劑。恐懼、焦慮易使夢遊症加重，這就要設法消除恐懼、焦慮心理。

夢遊症並不是所有年齡段的人都常患有的症狀，其多發生於生長發育期的六至十二歲的男孩，是一種與睡眠有關的腦功能障礙。當然，也有少數兒童由於腦部感染、外傷或罹患癲癇、癔症時，也可能發生夢遊現象，這要請醫生加以鑒別。成年人發生夢遊，多與患精神分裂症、神經官能症有關。

在正常情況下，在眼球快速運動階段的睡眠中，大腦會傳遞行動指令給肌肉運動系統，如夢見火災，大腦就命令雙腳拚命地快跑。但人還有一種阻斷機制，能在睡眠時不讓信號傳遞到肌肉運動系統而使人能安穩地睡在床上。但若這種機制失調，人會有行動，出現夢遊現象。夢遊者的軀體方面是睡著的，而感官方面卻是部分睡著；大腦皮層廣泛處於抑制狀態，但還有孤立的興奮灶。

除此之外，夢遊也可能是由於心理因素產生的。佛洛伊德就認為夢遊是一種潛意識壓抑的情緒在適當時機發作的表現。確實，夢遊患者總有一些痛苦的經歷。事實上，用精神分析的理論可以很直觀地解釋夢遊症：當本我（**最深層次的人格，服從於慾念**）的力量積聚到一定程度時，它們衝破了值勤的自我（**現實中的人格，服從於世俗規則**）的警戒。面對來勢洶湧的本我力量，值勤的自我只可逃避不管，有個別值勤的自我還被抓來充當助手，因為人的言行都是自我的職責。當本我胡鬧了一會兒以後，能量消耗了不少，自我的值勤者立即把本我趕回了牢籠。為了逃避超我的懲罰，自我的值勤者隱情不報，結果夢遊者醒來以後便會對剛才發生過的事一無所知。

噩夢有時是疾病的預兆

常言道：「日有所思，夜有所夢。」人們經常會用這句話來解釋做夢的內容。夢其實是一種普遍的生理現象。

一般認為，殘留在大腦中原有興奮痕跡或在睡眠時身體受到某種刺激引起了大腦皮層局部的興奮，就產生了夢。這樣說來，「夢是禍福的先兆」的說法顯然是不科學的。但從一場噩夢中驚醒，感覺自己身臨其境，有害怕的感覺，並且經常做這樣的夢，那就應該警惕了。

古希臘科學家亞里斯多德曾說過的「噩夢很可能是疾病的預兆」，已被科學研究所證實。近年來，有不少心理學家、醫學家對此進行了研究，發表了許多有見地的論文。研究表明，噩夢與疾病的發生有一定的聯繫，人體內生理性與病理性的刺激很可能進入夢境。若反覆夢見被人追趕，從懸崖上掉下來，想喊喊不出來，可能有心臟疾病；反覆夢見被人卡住喉嚨，呼吸困難，很可能有肺部或咽喉疾病等等。

以上這些都是研究的成果。但是為什麼會有這樣的關係呢？原來在疾病初期，病人雖然未覺察到，但疾病的刺激信號已經潛伏在體內。白天大腦皮層忙於處理、加工外界資訊，疾病的初期信號就暫時休息；到了晚上睡眠時，疾病的微弱刺激信號便使大腦皮層相應部分細胞興奮起來，所以，就產生了噩夢。

研究有它的科學性，當然也會有局限性。也有專家指出，由噩夢來預兆疾病，在整個夢境的比例中只占很小一部分，大部分噩夢也還屬於接觸事物的遺留痕跡、心理或刺激的結果。不要認為從噩夢中驚醒後，就是自己得了什麼疾病，這是不科學的。但如果反覆出現同樣的噩夢，那就要注意了，最好去找醫生諮詢。

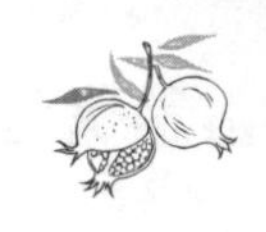

夢多≠睡眠不好

做夢有時會給很多人帶來干擾。在他們看來，有夢纏身通常會影響睡眠。看門診時，也經常會有病患自訴：「昨天晚上我沒有睡好，做了整整一個晚上的夢。」按其看法，夢多就是睡眠不好。

那麼，這種說法是否有科學依據呢？儘管每個人都有過做夢的經歷，但是，若要問其夢究竟是怎麼回事時，卻並非是每個人都能正確回答的。於是，出現了許多猜測；直到出現腦電圖檢查後，這個謎才被科學家解開。

原來，一個人的睡眠時間無論多長，整個睡眠總是可以人為地分成正相睡眠和異相睡眠兩期。而且，這兩個時期反覆交替。當一個人處於正相睡眠期時，腦電圖檢查主要表現為高幅慢波，眼球活動描記器記錄顯示眼球很少轉動或轉動得很慢；當一個人處在異相睡眠期時，腦電圖檢查發現有放電現象，眼球活動描記器記錄可見到眼球每分鐘五十多次快速轉動。一個正相睡眠期歷時八十至一百二十分鐘，異相睡眠期為二十至三十分鐘。這兩個時期每晚交替四五次。

曾有研究者做實驗，分別將處於兩期的人喚醒，結果發現，在異相睡眠期被喚醒的人中，百分之八十五的人說他們正在做夢，並且還能回憶夢境情況；而處於正相睡眠期者卻尤為惱火，說自己正在熟睡，並未做夢。

這個實驗說明做夢正是睡著的表現，並非像有些人所說的「睡眠不好」。由於每個人在整個夜晚都有幾次異相睡眠期，所以，人人都做夢，夜夜必有夢。有些人說「昨夜我沒做夢」，這只能說明此人是從正相睡眠期醒來而已；有些人說「昨晚我做了整整一個晚上的夢」，說明這個人的幾次覺醒都是發生在異相睡眠期而已。由此可見，夢多並非就是睡眠不好。因此，不必有太多憂慮。

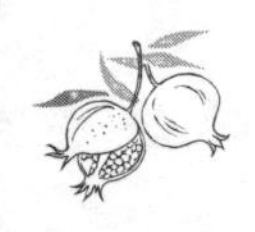

讓昏昏欲睡的早晨清醒

生活每天都在繼續，每分每秒都在逝去，繁瑣的生活讓人有時難以負荷，我們都體會過早晨那種起床後仍然昏昏欲睡的狀態，即便順利從床上爬起來，也不代表能夠立刻神采奕奕地面對嶄新的一天。但是這也並不表示你的休息時間不夠長或睡眠品質不夠好，只是人體從睡到醒需要通過生物鐘的一系列作用，調整兩種不同的覺醒狀態。

通常來說，這只需要短短幾分鐘就會過去。但對於某些人來說，這種從睡到醒的生理變化卻相當困難，甚至會造成麻煩。在這裡特別為早晨總是覺得睏的朋友提供幾個小竅門，希望能幫助你清晨擺脫昏昏欲睡的狀態。

蓋暖棉被，準時醒來

身邊總有雷打不動的人物，他們在睡覺時，哪怕周圍喧鬧如市，仍然可以安睡。其實這是有生理原因的，研究人員發現，這種人體溫循環不大正常。通常在清晨四時左右人體體溫達到最低點（攝氏三十五點六度左右），此後逐漸升高，當溫度達到攝氏三十六點五度左右時，我們就該醒了；而難醒的人，在黎明乃至清晨的體溫仍然和午夜時相仿。蓋得暖和些有助於正常的體溫循環。如果把計時器和電熱毯接通，在黎明前使被窩的溫度升高，冬季或難醒的人就會自然醒來。

醒後沉思，輕鬆自如

很多人在生活中，鬧鐘一響就立刻爬起來，匆忙收拾，準備出門。其實早晨清醒後，可以不必立即起床，不妨繼續躺幾分鐘，頭腦裡思考著積極的問題，或者安排一天的工作計畫。這種方式，有助於緊張型的人輕鬆投入白天的工作。還有的專家建議，起床後四十五分鐘裡做點放鬆性的事情，如看看報紙、慢慢地吃早飯等。

走到戶外，迎接白天

在起床後立即到戶外走走，或者活動一下身體，在戶外待十五分鐘，自然光線有助於改變人體的內在節奏，使你迅速進入白天正常的清醒狀態。但是勿直接走入陽光下。注意，燈光並不能代替自然光。

做深呼吸，神清氣爽

深呼吸每個人都能明白，最好是走到戶外，先緩緩地吸氣，彷彿吸至頭頂，再將所有的氣吐出來，停兩秒鐘後，再做一次，可以讓身體充滿早晨新鮮的空氣，一天也容易神采奕奕。

適當鍛煉，步入清醒

清晨，花園裡總不乏跑步、打太極、練劍的青年或老年人。倘若你的身體健康，則早晨的活動能夠升高體溫，增加血液循環，提高銳氣。但是不管身體健康與否，早晨鍛煉都宜輕鬆、適度。鍛煉過多、過強，會增加心臟負擔。最好是在聽到鬧鐘鈴聲後，在床上做兩次腹式深呼吸，然後起床，輕柔地伸展一下四肢，舒服地伸個懶腰，做做輕微的活動，然後慢慢散步，時間以十分鐘為度，活動量大小以使你的脈搏達到一百至一百六十次／分鐘為標準，你會覺得很清醒。

醒後喝水，身體通暢

人類在睡眠時會排出約一杯水的汗量，若前一晚喝了酒，更會讓身體如同置身沙漠一般。所以醒後先喝水，然後進廁所將廢物排出，會感到身體很舒服。

攝入甜食，補充營養

一早起床總覺得暈頭轉向，因為經過一夜的消化，此時腦中毫無營養，腦部的能量來源就是葡萄糖，這時馬上補充含有甜味的食物，如香蕉、蘋果，馬上會有效果。

尋求香味，趕走疲勞

有人一早煮咖啡，用咖啡香叫醒自己。如果你家種有薄荷類香草植物，可以在洗臉臺上放滿水後，摘一片浸泡在水中，薄荷有促進血液循環的效果，此舉也有益於皮膚的保養。

按照上述方法去做，你會收到很好的效果，會變得朝氣蓬勃。如果你早晨實在難醒來，請遵循早睡早起的原則，早睡一會兒吧。

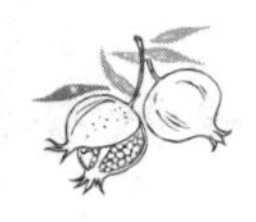

午睡有講究

現實生活中，有些人有午睡的習慣，覺得這有益健康，有些人則不以為然。而事實究竟如何呢？研究表明，午睡符合人體的生理要求。午睡是生產勞動過程中所生產的一種自發性休息的行為。

曾有人給上班族做過測試：如果給你時間，你最想做什麼？得到的回答十有八九會是——睡覺。睡眠不足可能是上班族最典型的生存狀態。儘管有些人一天睡五個小時就已足夠，但對大多數人來說，一天八個小時左右睡眠是精力充沛的保證。在現代社會，能以最少量的睡眠時間保證工作時間最長，已成為勤奮和成功的象徵。許多人晚上還要加班，根本沒時間保證充足的睡眠，因而午間辦公室的小睡則顯得越來越重要。

究竟午睡有怎樣的好處呢？睡眠專家發現，人類的身體傾向分兩段式睡眠：一次在晚上，中心體溫和清醒程度會同時下降；另一次出現在下午，但程度較輕微。當我們勞作了一個上午，體內腎上腺素減少，體溫開始下降，精力與體力明顯降低，這時午睡對補充體能最有效。而午飯後，大腦會分泌一種物質，這種物質會讓我們變得頭腦發脹，思路緩慢，昏昏欲睡。所以，午後一至兩點是工作效率低潮期，午睡完全是生命規律造成的，是機體生理的需要。

午睡除了可彌補晚上的睡眠不足，同時還可以為人體在上午數小時的運動後，提供一個歇息的機會，對腦力和體力都是個調整，以應付整個下午的活動。美國航天局的科學家在一項研究中發現，廿四分鐘的午睡能有效地改善駕駛員的注意力及表現。因此，午睡是最佳的「健康充電」。很多腦力勞動者都體會到，午睡後工作效率會大大提高，而且午睡可使體內激素分泌更趨平衡。有午睡習慣的人，心肌梗塞、冠心病等心臟病的發病率要比不午睡的人低得多，這與午睡能使心血管系統舒緩，並與人體緊張度降低有關。

健康專家還把保持一整天精力旺盛的秘密，比喻為使用電池時的小竅門。睡眠專家甚至將午睡形象地比喻為身體的「潤滑劑」，生命的「加油站」。實驗發現，午睡能使我們的大腦和身體各個系統都得到放鬆和休息，在幫助我們放鬆心情、減輕壓力、消除疲勞方面，要比喝咖啡和可樂更有效。這種放鬆對生活節奏快的現代人來說越來越重要。

中午閉目十五分鐘，可使精力恢復一小時。午睡一小時，相當於夜間睡二至三

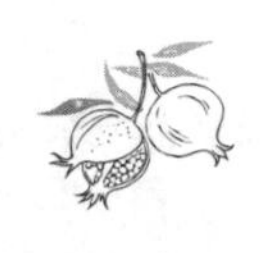

小時，而且晚上可以遲睡一些，入睡後睡眠可以更深沉，減少夜間睡眠覺醒的次數。因此，一定要重視午睡。

午睡的重要性我們知道了，但是有很多人會說：我每天午睡，為什麼還是覺得身體欠佳，下午的工作時間還是提不起精神呢？其原因是睡眠的時間掌握不對、睡眠的姿勢有誤區等，下面我們就來說說怎樣才能睡好。

午睡的前奏

午睡前不宜吃得過飽，更不可在午飯後就立即上床，因為這時胃部充塞著大量食物有待消化，消化器官處於運動狀態。如這時午睡會影響胃腸道的消化，不利於食物的吸收，長此以往，還容易導致胃病。並且此時不容易睡著，就算睡著了也會影響消化。因此，最好於午飯後半小時再睡，而睡前應該進行十分鐘的散步，來幫助消化。

午睡的時間

午睡要注意時間。午睡時間不宜過長，以一小時為宜。就一般情況而言，每個人可根據自己的職業、勞動強度、個人差異而適當伸縮，以午睡的自我感覺良好為標準來決定午睡的時間。其實，下午一至三點是人體處於生理清醒狀態的低潮期，如果能在這個時段小睡十五至三十分鐘，那將是再理想不過的了。時間太短，達不到休息的效果；睡得過多，人體便會進入深睡期，這樣一來，若不能睡足一個半小時（**一個睡眠週期**）的話，中樞神經系統的抑制程度會加深，體內代謝也會減慢；醒來後，人會頭昏腦漲，睡了比沒睡更難受。此外，睡得過多，大腦就會提醒你晚上不再需要這麼多的睡眠，從而影響到你以前的睡眠節律。

午睡的姿勢

午睡也要講究姿勢。很多人為了省時省事，飯後坐在椅子上或趴在桌子上午睡。這樣的午休，醒來後會感到頭暈、頭痛、耳鳴、視物模糊和面色蒼白，需要一段時間才能逐漸恢復。這是因為，坐在椅子上或趴在桌子上午睡，體位關係會使腦部血液進一步減少，從而導致上述一系列不適；趴在桌上睡覺還會使上半身的重量壓在胸部，從而導致呼吸不暢，增加心肺工作量。此外，人們熟睡後，心率變慢，血管擴張，流經各種臟器的血液流速減小；而當你坐著睡覺的時候，流入腦內的血液就更少，這樣午休，會使周身的肌肉得不到很好的放鬆，不但不利於消除疲勞，而且還會使腦部低氧，產生「腦貧血」症狀，久而久之，會造成腦血管疾病。

另外，俯臥是不可取的，因為身體會壓迫胸部而影響到呼吸，加重心肺的工作量，

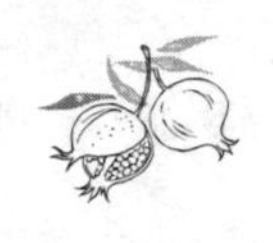

很容易做夢；而向左側臥，會對心臟造成重力負擔，對患有心臟疾病的老人的健康很是不利；最理想的睡姿是向右側臥，有利胃部消化及排空。

因此，正確的姿勢是平臥，將褲帶放鬆，便於腸胃的蠕動和消化。

希望通過如上介紹，您能夠瞭解到午睡的重要性，並且掌握好午睡的方式方法，讓自己從午睡中得到好處。

睡姿，不僅僅是優雅那麼簡單

日常生活中，有不少人不大講究睡眠的姿勢，有人直挺挺地仰面朝天而臥，也有人喜歡趴在枕頭上俯臥而睡，有的蜷著身子像「蝦米」一樣側臥，有的伸臂撂腿，有的兩手放在胸前……很多人都是愛怎麼睡就怎麼睡，認為睡覺只要舒服就行了，不用太在意睡姿。其實，選錯了睡姿不但睡不好覺，還會影響健康。自古以來，人們就非常重視各種姿勢。俗話說：「立如松，坐如鐘，臥如弓。」這就是說，不論在什麼時候，人都應保持一個優良的姿勢。

那麼什麼才是優良的睡姿呢？我們每天到底有沒有「睡錯」呢？下面就讓我們一起來看看幾種常見的睡姿吧：

趴著睡

趴著睡是很多孩子最喜歡的睡眠姿勢，但是這種睡姿基本上不可取，它最大弊端是對心臟構成壓迫。如果時間過久，或者由於肥胖等原因，胸部壓迫過重，就有可能影響到周身氣血的運行，出現心臟不適、呼吸困難等情況。中醫說心衰是由於氣不足引起的，所以在睡眠中首先應該保證你有一個良好的呼吸狀態。

蜷縮而眠

據醫學調查顯示：每五名華人當中，就有一人曾在過去六個月內患有背痛及頸痛的問題。而睡姿不良是導致背痛或頸痛的主要原因。人的背部在伸直時，感覺最舒服。所以說蜷縮著身子睡覺可不是一個好姿勢，不僅像個小蝦米，而且對你的背部和頸部也會帶來傷害。中醫認為，血脈不暢就會有虛症產生。所以不論是坐著、站著，甚至是躺著時，都應該把姿勢調整到最舒服的程度，不要老是曲著腰。對於長達七八個小時的睡眠而言，也應該讓周身舒展。

仰面朝天

採用這一種睡覺姿勢的人最為普遍，但是弊端也很多，「大字形」，身體和兩腿都只能固定在伸直位置上，全身肌肉比較緊張，不可能完全放鬆，達不到充分休息的目的。仰面朝天而睡時，很容易不自覺地把兩臂放在胸前，無意中壓迫了肺臟和心臟，時間長了，會導致呼吸不暢，血液循環受阻，產生噩夢、夢魘、說夢話、醒後大汗淋漓以及疲勞等。仰臥由於面孔朝上，一旦熟睡，還容易舌根後墜，產生打鼾，而影響你與家人的睡眠。

如果非常疲倦，或者有醉酒等情況，最好避免仰臥入睡。因為在睡眠中，面孔中開竅的部位多朝上，而氣與津液走勢下行，舌根下墜或口水流人氣管容易造成打鼾或嗆咳，甚至引發氣滯而猝死，非常不利於肺部氣血的運行，進而影響到肺的功能。所以睡覺時應勤翻身，更換睡眠姿勢。

枕臂而眠

這是一個很不自覺的睡眠姿勢，你可能睡前枕著手臂想事，正在不知不覺中睡著了。一覺醒來，只覺得胳膊已經不是自己的胳膊，從肩頭到手指都不聽使喚了。枕著手臂入睡，一睡就是幾個小時一動不動，這會直接使人上臂的橈神經受到壓迫性傷害，導致前臂手腕、手指麻痹。這正是中醫「通則不痛，不通則痛」的道理。睡眠中，我們的氣血與呼吸都逐漸進入一個平穩而有規律的狀態，沉睡中，肢體有氣血阻滯的情況因為

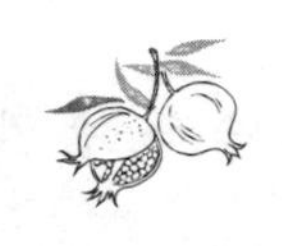

不覺察而無法調節，便很快進入了麻痹期。所以不要養成將手臂枕到腦後睡覺的習慣。

右側臥

無論男女老少，最佳的睡姿是右側臥。右側臥睡時，人的雙腿自然蜷曲，雙臂可自由放置，但不要壓住胸口，可彎於胸前，脊柱略向後彎，肩向前傾。這種睡姿如同生活在子宮內的胎兒一般，像一個球，蜷曲著身體，這樣既舒服，又安全。很早以前，孔子在《論語》裡就說過：「寢不屍」，「睡不厭屈，覺不厭伸」，意指睡眠以側臥為好。側臥睡眠時，也要多取右側臥位，少配左側臥位，身體自然屈曲，適當配合仰臥位。右側臥有以下四大好處。

- 利於消化。右側臥對小孩尤其合適，由於嬰兒消化道功能的不健全，賁門鬆，幽門緊，容易發生「腸道食道逆流」現象。右側臥位有利於食物進入十二指腸進行消化。另外右側臥位可讓更多的血液進入肝臟，從而加強肝臟代謝與排毒作用。有些人如果不習慣，可在枕邊左側墊一塊小棉墊，左側略高於右側就自然轉過去了。
- 有利心臟。右側臥位，由於心臟位於胸腔左側，這樣對心臟壓力小，從而減輕了心臟的負擔，對睡眠和健康有利。
- 休息大腦。右側臥，可讓全身肌肉最大限度放鬆，血液通暢，容易達到消除疲勞、充分休息的目的。

● 避免噩夢。右側臥位，手不會壓住胸口引起噩夢，被子也不會被拱起來，讓風鑽進去，手也不會舉過頭而受涼。這種睡姿也充分體現了一種人體美，百分之六十至七十五的老人也多採用這種睡姿。

當然，所有的事情都不是必然的，沒有百分百的完美，因此壓住半邊身子完全側身睡也不好。有關專家調查了兩千例腦梗塞病人，發現百分之九十五以上的病人有著完全側身睡、壓住半邊身子的習慣。

如果你將一側的胳膊和腿都壓住了，開始時並不覺得，但當它成為一種習慣性睡眠姿勢的時候，就會出現氣血淤滯的問題。這樣的睡姿在本身已有動脈硬化的基礎上，加重了血流障礙，特別是頸部血流速度減慢，容易在動脈內膜損傷處逐漸聚集而形成血栓。為消除這一隱患還是改為時不時仰臥，時不時半側臥較為妥當。

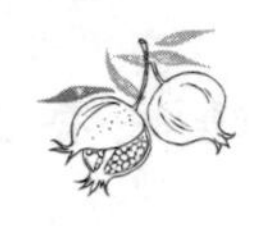

「高枕」未必「無憂」

枕頭——作為睡眠中不可或缺的東西，也是有很大講究的。古代就有「枕不可高，高令肝縮，過下又令肺縮」的說法。可見，枕頭於人的睡眠以及健康也有很大影響。那麼如何挑選一款適合自己、適合季節、有利健康的枕頭呢？我們作如下簡單概括：

「高枕無憂」未必對

古語裡有「高枕無憂」的說法，而實際上這是一種偏見。《老老恒言．枕》裡指出：「高下尺寸，令側臥恰與肩平，即仰臥亦覺安舒。」這裡所說的最適合睡眠的枕頭高度，就是躺臥時頭與軀幹保持水準，仰臥時等於一個拳頭，側臥時等於一個半拳頭。

枕頭太高太低都不好，會影響頸部肌肉的自然放鬆。枕頭太高時，不論用什麼姿勢睡，都會使頸部縱軸與軀幹縱軸形成一個角度，不但影響睡眠，還可能落枕；而枕頭過低，會造成頭部充血，造成眼瞼和臉部浮腫。

具體而言，枕頭的高度，一般保持在八至十五公分為宜。枕頭高度合適，因為頭部高出了一些，可防止頭部充血，胸部高了一些，可以使呼吸順暢，下半身血液回流減慢，減輕心臟負擔，這些都有利於安眠。

軟硬程度要適中

《老老恒言·枕》中說「凡枕堅實不用」，其實就是告訴我們，過硬的枕頭如同過硬的床一樣，與頭部的接觸面積減少，對頭皮的壓力就大，於是頭皮會感到不舒服。當然，枕頭過軟也不行，過軟的枕頭，頭部難以保持一定的高度，這容易造成頸肌疲勞，阻礙呼吸。同時，由於頭陷在枕頭裡，影響血液循環，容易使頭皮麻痹。

需要說明的是，諸如「彈簧枕」、「氣枕」等彈性過強的枕頭不適宜睡眠。人睡在彈性太強的枕頭上，總會感覺不夠穩當，一翻身頭就容易滑落；加上睡「彈簧枕」時，頭部會不斷受到外加彈力作用，容易造成肌肉疲勞甚至是損傷。

所以，枕頭也應軟硬適中，稍軟而不失一定硬度的枕頭，才能既減少枕頭與頭皮之間的壓強，又促進血液循環，並且使頭部的高度與身體一致。

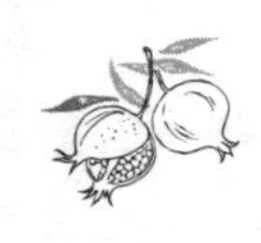

長短適宜睡眠好

《老老恒言．枕》裡說：「老年獨寢，亦需長枕，則反側不滯於一處。」可見，古代人主張枕頭應做得稍長，因為枕頭長，人睡覺時翻身不會一翻就夠不著枕頭，有助於睡眠者一直保持自己覺得舒服的姿勢，保持氣血通暢。

具體而言，成年人的枕頭寬出肩膀十五至二十公分即可。

恰當枕芯安睡眠

枕芯作為枕頭的重要組成部分，它不僅關係到睡眠品質，還關係到腦的健康。因此，有助於睡眠的枕芯應是柔軟的，木棉枕和泡沫膠枕就比較柔軟，可在冬天用，很暖和；但因其材質屬於不易散熱類型，所以夏天最好不用。

那麼夏天最好選擇怎樣的枕芯呢？柔軟、舒服又有利健康的才是佳選。這個季節，可選用散熱較好的綠豆做枕芯，不僅可散熱，還能治頭痛，同時還有明目作用。還可用香草、野菊花，或用泡過的茶葉曬乾後做枕芯，睡覺時伴著清香，能夠身心舒適地入眠。還可用蕎麥皮做枕芯，這種枕芯軟硬適中、彈性適度而且冬暖夏涼。如果患有高血壓，可用綠豆、晚蠶沙做枕芯，散熱性較好，還有清熱、明目治頭痛的功效。其他，如菊花、決明子、油甘子葉也適宜給高血壓患者做枕芯。

民間常有「睡眠伴藥枕、聞香能治病」的說法。長期的生活實踐也證明，藥枕有良好的防病保健作用。李時珍在《本草綱目》中提到過「明目枕」，其實就是黑豆皮、綠豆皮、決明子、菊花構成的枕芯。不僅如此，《延年秘錄》裡還提到過「菊花枕」，這些枕芯，都有清腦明目、安神定志的作用。

所以，夏天可根據自身情況，選擇一款適合自己的藥枕枕芯。藥枕具有保健作用，因為枕內的中藥會不斷揮發。中藥微粒子借頭皮上毛竅孔吸收作用進入人體內，通過經絡疏通氣血、調整陰陽；同時，人通過鼻腔吸入中藥微粒子，經過肺的氣血交換進入體內，所以，「聞香治病」的說法才會成立。

藥枕雖有其特殊的作用，但一般只適用於慢性疾病的恢復，不適於創傷、急症、傳染病等。

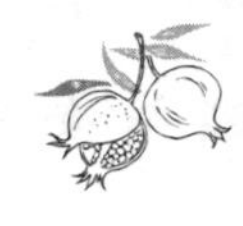

一床好被子，創造健康一輩子

被子是一個人睡覺時候必不可少的，同時也是決定睡眠品質的因素之一。舒適的被窩是人們勞累一天之後最嚮往的地方。研究表明，不僅寢室的溫度、濕度、光照等會對睡眠產生影響，被窩的溫度也非常關鍵。根據健康實證研究，被窩溫度在三十二度至三十四度時人最容易入睡。被窩溫度低，需要長時間用體溫焐熱，不僅耗費人體的熱能，而且人的體表經受一段時間的寒冷刺激後，會使大腦皮層興奮，從而推遲入睡時間，或是造成睡眠不深。被窩內相對濕度保持在百分之五十至六十最好。要營造適宜的被窩環境，首先就要選好被褥。

這時有人也許會問，室內的溫度就是過低，沒有辦法靠升高室溫來改變睡眠品質怎麼辦呢？此時我們可以選擇保暖效果好的棉被，它的優點是暖和，缺點是比較重；羽絨被存氣量大且不易流動，保暖效果很好，但過敏體質者慎用，而且需要乾洗；多孔中空纖維被彈性高，蓬鬆性好，重量較輕，類似羽絨被，但價格便宜，小的薄被甚至可直接用洗衣機洗滌，不怕壓、易保管，缺點是吸濕性差，不適用於化學纖維過敏者。

反之，如果室溫較高，可以選擇蠶絲被。它集輕、柔、滑、細於一身，吸濕，抗靜電，觸感很好，但是忌重壓、曝曬以及用鹼性皂液洗滌，很難打理；羊毛被也比較清爽，其吸濕性、彈性、透氣性、阻燃性及保溫性均優於棉纖維，被子內的小氣候可維持皮膚周圍適合人體的溫度和濕度，不吸塵、不產生靜電，冬暖夏涼，但需要乾洗，維護費用比較高。

拋開外界因素不說，如何選擇好被子也是一門學問，這其中就要考慮到很多因素，例如被子的大小、重量、面料、透氣性、薄厚以及被窩內的濕度，等等，下面我們來一一分析：

被子的重量

被子過重會壓迫胸部，導致肺活量減少，易做噩夢，又易使被窩溫度超過三十五度，使人體新陳代謝過旺，能量消耗增大，汗液增多，醒後反而感覺疲勞、睏倦，且容易受涼。

被子應該輕，以使人能夠輕快翻身、呼吸。被子的重量一般以三公斤為宜。被子過輕，達不到隔熱、保暖的效果，也可能讓睡覺的人有不踏實的感覺。因此，大家可以選

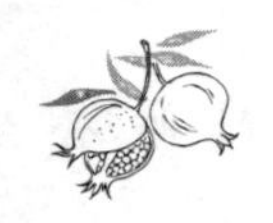

擇有點重量的被子。

被子的大小

被子以選擇大一些為宜，不能漏風，否則會覺得很冷。另外，單層被子太薄不保暖，太厚不舒服，如果在冬天，蓋兩層純棉薄被子，保暖效果和舒適程度最好。

被子的透氣性

人們往往習慣用棉花來做被子，但是棉被較重、不透氣的缺點影響了人體睡眠的舒適度。所以可以選擇不同類型的被子，像纖維被、蠶絲被、羽絨被等新型的品種，都有不同的特色和適用範圍，不同的人群可以根據自身需要選擇被子。

被子的薄厚

被子的薄厚也很重要。從醫學角度講，如果被子太厚會使人睡眠時的體溫過高，新陳代謝加快，汗液排出後容易引起血液黏稠，從而增加心血管梗阻的風險。尤其是春秋季節，應選用蠶絲被等輕薄一些的被子。

被子的面料

面料這一環節上的選擇又包括以下幾個方面：

- 彈性：除了真絲與羊毛被，彈性越好的被子，說明空氣儲存量越多，越保暖。
- 手感：好的羽絨被的手感是羽梗小，真絲被的手感是滑、輕、軟，羊毛被的手感是柔軟細膩。
- 質地：各種被子最好的面料選擇應該是純棉布的，且質地細密，這樣裡面的纖維或絨毛才不會輕易跑出來。

購買時應仔細查詢：應先看清商標和說明，選擇可信賴的品牌。

被窩內的濕度

被窩內的濕度也是影響睡眠的重要因素。睡覺時，因汗液蒸發，被窩濕度常常高於百分之六十，使皮膚受到刺激，影響睡眠。但被子營造的小環境也會受地域、季節的影響。南方氣候較潮濕，透氣性好的被子會給人舒適感，最好選擇蠶絲被等。而在乾冷地區，透氣性好並不適宜人體對環境濕度的要求，不妨蓋個棉被。

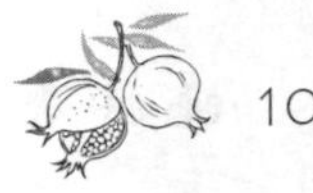

「八小時的睡眠時間」科學嗎？

現在幾乎每個人都已經被「每天八小時的睡眠最合適」這一概念所迷惑，甚至把它當做一個標準來執行，身邊的很多朋友也總是會說自己睡眠很有規律、很嚴謹，但是，其實他們精神狀況並不是最佳。

事實證明，「八個小時」這個數字在醫學上是沒有根據的。醫學上是根據腦波來判斷睡眠的。觀察人的腦波，我們可以得知，人在睡眠時會重複出現深眠期的「非眼球速動期睡眠」和淺眠期的「眼球速動期睡眠」。重複的週期大約是九十分鐘到一百分鐘，人大概是在第四次的眼球運動期睡眠初期，或是在第五次非眼球速動期睡眠初期就會自然清醒，身心真正消除疲勞的時間大概是在最初的前三次，時間大概是睡著後的第五或第六小時。所以並不一定局限於「睡滿八小時」，最重要的是要找到自己的深度睡眠時間。

就像許多小孩子一樣，他們是不是一定要睡午覺才不會影響身心的發展呢？其實這也是因人而異的，並不需要特別擔心，身體會告訴小孩子是不是需要睡午覺。如果以強迫的方式，反而會給他們帶來無形的壓力，影響發育。

雖然說八個小時的睡眠沒有科學依據，但是，一般情況下，一個人每天睡眠時間為八小時是正常的，而那些實際上長於或短於這個時間的人，他們這種「不正常」的睡眠是否有害於身心健康呢？具體地說，一個人究竟每天睡幾個小時為宜呢？

據專家研究，在白天有適度警覺感的人需要在夜晚有充足的睡眠以維持這種狀態。如果我們未得到充分的休息，我們就欠了睡眠債並隨時間的推移而積存下來。由於人體生物鐘及外界環境的刺激作用，我們可能不會察覺到我們嚴重地缺乏睡眠。

從某種程度上講，睡眠債欠得太多以至於我們不能抵禦它，即使是在潛伏著危險的情況下仍能昏昏入睡。而對於沒有明顯睡眠障礙的人，為更多地瞭解你需要多少睡眠，可以自我進行摸索試探。

試探方法可以如下：每次選定一個睡眠時間，連續幾個星期，每晚都保持這樣的睡眠長度，如果選擇的時間恰好符合你的睡眠需要，則白天精力充沛，晚上睡得香甜。如果試行的睡眠時間短於你的需要，幾個星期下來，你會覺得疲憊不堪，白天精神不振，瞌睡連連。如果試行的時間超過了你的睡眠需要，則幾個星期試驗下來，你就會失眠。

有些人正是因為沒有試探過自己的睡眠時間，因而掌握不好這個度，在晚上入睡時

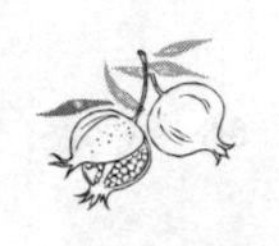

仍會被白天發生的事情所困擾。因為腦部無法停止運轉，一直延續思考狀態，壓力導致失眠或是很早就在床上躺下，卻翻來覆去睡不著。如果這時候抱著「睡不著就不要睡」的輕鬆態度來看待，反而很快就能入睡。

有時我們入睡的時間短，計算一下睡眠時間，會覺得自己「好像都沒有睡」，但觀察腦波，卻進入了睡眠狀態，所以並不需要因為一時的睡眠不足，就以為自己得了失眠症。真正得了失眠症或者頻繁失眠的人，也許會想到服用鎮靜劑或安眠藥，但是無論如何，這都要作為「最後的手段」來使用。因為這類藥物大多會出現讓人產生依賴性的副作用。倘若真的已經到了非吃不可的地步，用藥前請好好諮詢醫生該如何使用，並且遵照醫囑來服藥。

因此，為了您的健康長壽，還是不厭其煩地找一下您的睡眠恰當時間吧！

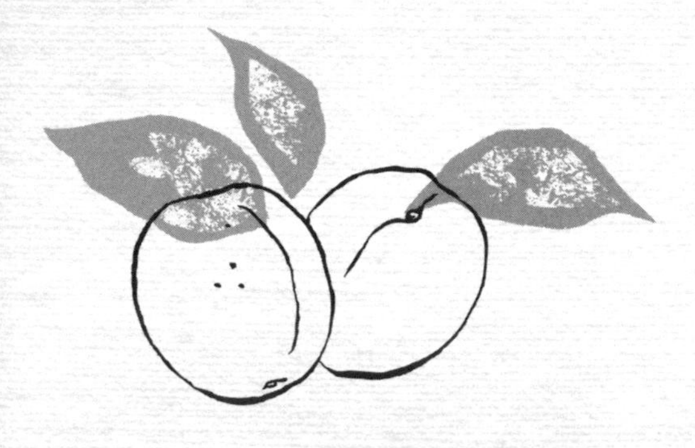

運動養生

運動是個寶，堪比靈芝草

「生命在於運動。」它能塑造我們強健的身體，增強我們抵抗疾病的能力。通過運動，可以提升身、心、靈的整體素質，在自然狀態下達到養生的目的。

生命在於運動

生命對於我們每個人而言都是寶貴的，也是脆弱的。人生苦短，猶如白駒過隙。近幾年來，隨著人們生活水準和經濟收入的不斷提升，自我保健意識逐漸被喚醒。人們也開始注意到「生命在於運動」這句至理名言。然而，這句名言到底有沒有科學性呢？為什麼要說生命在於運動呢？我們可以分以下六點來進行說明：

運動對改善心臟功能有好處

體育鍛煉可以加強心肌收縮，改善心肌供氧，減少患心臟病的危險。在同一工作環境下，運動少的人比運動多的人容易患冠心病。鍛煉也有助於心臟病患者身體康復，通過有計劃地進行鍛煉，循序漸進，慢慢恢復到原先那種健全而活躍的生活。

運動可提高腦力活動效率

肢體和大腦之間是相互作用的，大腦支配肢體，肢體的活動又可興奮大腦，經常鍛煉可提高動腦效率，增強記憶力。因此，運動能提高大腦功能。此外，鍛煉還是消除焦慮、鎮恐壓驚、緩解緊張情緒的靈丹妙藥。一些老年人退休前精神飽滿，渾身是勁；退休後，反而老態龍鍾，判若兩人。原因可能是離退休後無所事事，神經鬆弛，導致大腦傳導受阻，各種生理功能失調。

運動可調節心情

人體在鍛煉的時候會釋放出許多有益的激素，能調節人的情緒和心境，增強抵抗力，有益於身心健康。所以，運動能使人精力旺盛，心情舒暢，運動是保持青春的妙方，是延年益壽的良藥。

運動能強壯肌肉，靈活關節，改善肺功能，促進新陳代謝，增加肺活量

運動（體力的和腦力的）是延緩衰老、防病抗病、延年益壽的重要手段。經常運動可以保持體力不衰，適當用腦可以保持腦力不衰。

運動可防心血管疾病

經過調查，同齡人之間，經常打太極拳的老人高血壓發病率不及不打拳的老人的一半。所以說，運動可預防血管硬化。有位病理學家通過對數千具屍體解剖研究，發現腦力勞動者的各種動脈硬化發生率是百分之十四點五，而體力勞動者只有百分之一點三。運動可防止膽固醇在血管中沉澱，擴展動脈，減少血塊完全堵塞動脈的可能性。

珍惜生命，自然離不開運動。而運動本身為人們指明了預防疾病、消除疲勞、獲取健康長壽的重要途徑。然而，經常會有人抱怨，不知如何運動才能達到滿意的健身效果。其實，選擇運動方式，亦是因人而異的。不同層次、不同需求、不同生活環境和不同身體素質的人，在運動方式上也不盡相同。科學、合理而又符合自身條件的運動，才能達到保健養生的最佳效果。

那麼，怎樣才能使運動達到最好的效果呢？運動保健專家告訴大家，運動養生並不一定強度大就好，時間長就好，而是一定要選擇適合自己的運動方式。運動應謹記「過猶不及」的道理。強調適度，並要求持之以恆。科學合理的運動才能有效提高人體的新陳代謝，使各器官充滿活力，從而推遲各器官的衰老。

我們不妨多參加一些既簡單又行之有效的運動。例如，常見的有氧運動：快步走、慢步走、慢跑、走跑交替、上下樓梯、騎車、游泳等。如果經濟條件和時間允許的話，還可以參加瑜伽、健身舞、健身操、太極拳等運動強度低，持續時間長，不需要較高技巧的運動項目。運動在於鍛煉，鍛煉貴在堅持，堅持就是勝利。

總而言之，運動是保證人體新陳代謝的重要因素。過分安逸、閒散的生活不符合生命的要旨。腦力活動也是如此，「用進廢退」這一道理要切記。下棋打牌、讀書看報、筆耕著述、思考問題，意在健腦，「勤於用腦」與「勤於鍛煉」同樣重要。

《呂氏春秋》云：「流水不腐，戶樞不蠹。形氣亦然，形不動則精不流，精不流則氣鬱。」而華佗更進一步指出：「人體欲得勞動，但不當使極耳。動搖則穀氣得消，血脈流通，病不得生，譬猶戶樞，終不朽也。」這些論述都強調了運動鍛煉對養生的重要性。

運動——血脈的疏通管道

「生命的幸福在身體，身體的健壯在鍛煉」，「要想身體健，關鍵要鍛煉」……這麼多質樸的民間諺語無非都是在告訴我們，運動是養生的重中之重。運動是一種投資，一種生命長度的投資；生命只要懂得善於「投資」，就不會輕易「虧本」。

曾有人形象地描述：運動是機體內部的清潔劑，只有運動才能清除機體內部的廢物。「流水不腐，戶樞不蠹。」現代醫學研究也已經證實，運動能使機體產生超氧化物歧化酶，增強機體抗氧化能力，有效地清除自由基及過氧化物「殘渣」等有毒的廢物。某研究所從事科研工作的劉先生，就是運動的直接受益者。

劉先生原來從事科研工作，經常在辦公室電腦前一坐就是幾個小時，除了眼睛高度近視外，二〇〇三年還患了「頸椎病」、「滑鼠手」和「螢幕臉」，甚至還一度情緒失控，和同事關係十分緊張。後來他諮詢醫生，醫生建議劉先生多參加運動。從此他變成了一個有規律、適度運動的人，一堅持就是好幾年，現如今劉先生已經四十五歲，看上去卻只有三十多歲，而且精神很好，像個年輕人，走起路來哼著小曲，工作效率也提高了許多。

生活中，像劉先生這樣的人很多，深受工作重壓和職業病的危害。如果這些人不參加運動，即使是年輕人，也會未老先衰，甚至提前進入「更年期」。

第二次世界大戰時的英國著名政治家、首相邱吉爾，一生繁忙，生活緊張，卻能獲得九十一歲高壽。這與他酷愛運動，如騎馬、打棒球、游泳等，是分不開的。唐代名醫孫思邈，享年一〇一歲，他在留給世人的養生之道中說「人欲勞於形，百病不能成。」

有關專家曾經作過比較，家養動物一般要比野生動物壽命短，如家兔壽命四至五年，而野兔可達十五年；家狗大約十三年，而牧羊狗可達廿七年；野豬也比家豬的壽命長一倍。這也正說明了運動可以延長壽命的道理。

有人用器官功能測定法，證明人體器官可使用一百五十年之久。運動者與不運動者相比較，其器官功能前後相差十五年，拿壽命來比，前者平均要長五至十年，甚至有報導稱相差十二年。

英國人曾做過跟蹤調查，坐辦公室的人缺乏運動，心臟病的發病率比一般人要高好多倍，相當於每天吸二十支煙的結果。堅持運動的人，心血管疾病的發病率較久坐不動的人要低很多。關在籠子內的夜鶯，一旦飛入高空，當牠翱翔高唱時，心臟無法承受壓力，很容易發生心臟和動脈破裂而死亡。

運動是生命的需要，沒有運動也就沒有生命的存在。研究發現，廿五歲以後，人體內代謝活力每十年遞減百分之七至八。因而當人過中年以後，機體的抵抗力下降，各種慢性病就會乘虛而入，隨之襲來。據有關資料顯示，四十五歲以上的中年人各種慢性病發病率明顯增加。

由於**身體內所有器官、組織，始終都遵循「用則進，廢則退」的原則**，進行生命的新陳代謝和能量更替；人體的每塊肌肉、每個細胞都需要不斷地運動才能生長發育。哪一塊肌肉不運動，勢必將停止生長，即使已經生長成的也終將萎縮。而參加運動能使機體的新陳代謝旺盛，使體內細胞免疫和體液免疫功能得到提高，各種慢性病及常見病就不易發生，衰老過程將會被延長。同時運動還能使神經細胞活躍，有效地排除老年人心理上的憂鬱頹喪、悲觀恐懼情緒，也就是說運動能使生命更好地存在。

「靜而少動，體弱多病，有靜有動，無病無痛。」這句話很形象地說明了運動之於生命的重要性。

爬山——讓運動登峰造極

伴隨時代的進步，每個人的生活條件也隨之提高。典型的都市生活在給人們帶來諸多華麗篇章的同時，也為人們帶來了有害物質，汽車尾氣、工廠廢氣、擁擠行人呼出的二氧化碳。我們的肺承受著巨大的壓力。

緩解壓力的方式有許多，但是既經濟又有效的方式卻屈指可數，其中就包括爬山。偷得浮生半日閑，與其懶在都市，不如到野外去爬爬山。爬山既是有氧運動，又有力量練習的成分，而且運動量、運動強度可以根據自己的體力、身體素質進行調節。可以說是一項健身作用較全面而危險性相對較小的鍛煉方式。

爬山，對維護身心健康好處多多。它的養生功能包括如下六點：

爬山可使人精力充沛

經常爬山，可以改善大腦的供血狀況，降低神經系統的疲勞和精神緊張，提高睡眠的品質。爬山能改善中樞神經系統的機能，使人精力充沛，動作敏捷，工作效率提高。

爬山可以強筋健骨

經常爬山可以使骨骼的血液循環得到改善，骨骼的物質代謝增強，使鈣、磷在骨骼內的沉積增多，骨骼的彈性、韌性增加，並有利於預防骨質疏鬆，延緩骨骼的衰老。

爬山具有減肥功能

對於現代都市人來說，肥胖已經是越來越突出的問題。爬山是強度較低的運動，由於供氧充分，持續時間長，總的能量消耗多，所以是非常理想的減肥運動。

爬山可預防心腦疾病

爬山能夠促進毛細血管功能，讓你感覺全身舒爽通暢，同時對預防心腦血管疾病有明顯作用。

爬山可提高身體素質

爬山由於是行走在不平坦的路途上，因此，對於提高腰腿部的力量，行進的速度、耐力，身體的協調平衡能力等身體素質有顯著效果，還有利於加強心肺功能，增強抗病能力。

爬山可舒緩疲勞

繁忙的都市生活，已經讓人疲憊不堪，不斷的生活工作壓力，壓得人喘不過氣。爬山可以使人回歸自然，跋山涉水，靜思養神，全身沐浴大自然的精氣和香氣，洗淨城市塵囂，有利於擺脫不良的心境，使精神、心理更健康。

登山具有獨特的強體、保健及輔助治療功效，易於建立良好的社會人際關係，其價值對於久居城市的人尤為明顯。經常進行戶外登山活動，從人體醫學和社會角度看，有著以下三方面的益處：

從個體心理上看登山的益處

- 登山具有超越自我、享受成功的快樂體驗。

高山、峭壁、溝壑等困難，是對自我體力和心理的挑戰。當征服了前進路上的每一個困難後，就會享受到回歸自然的喜悅，平添征服困難的豪氣，感受到無比的興奮、快樂和滿足，感受到歷經艱難達到巔峰後的獨特境界和樂趣。就是這樣簡單，在有限的時間裡，便可體會到人生經歷中的起伏成敗的感受。

● 登山具有克服心理疲勞、易放棄的弱點。

每一個想要嘗試運動的人都知道，運動是單調和艱苦的活動，使很多人想運動卻半途而廢。登山恰好適應人們心理上的特點，不僅有明確的行程目標，還有充實、新鮮的旅途，減緩了過於單調重複運動帶來的疲憊心態，而且有時在困難和猶豫中，也會隨大家的行動而堅持到達目的地，可起到心理強制的作用。因此每次登山都是一次新的愉悅的心理體驗。

● 登山具有磨礪意志力的作用。

不知您是否有過這樣的情況，站在山腳下時，有那麼一瞬間突然感覺到壓力，看著高不可攀的巔峰，竟有些想打退堂鼓。登山，確實是很辛苦勞累的事情，要一步一步往上爬，還要一步一步走下來。當碰到絕壁或懸崖等困難時，都是對人的毅力、耐力的考驗和磨煉，使人體對環境的適應性和耐受力也得到有效擴展。

● 登山具有陶冶情操、增長知識的作用。

山坐落在郊區村落中，而有些村落總是保存著一些古代文化的遺跡，這些名勝古跡都成為在登山過程中順便遊覽的附帶內容，既觀賞又學習，既瞭解民情民俗又陶冶精神、開闊眼界，有著別樣的心理滿足。

● 登山具有放鬆心理壓力，調節情緒，提高精神興奮的作用。

人們在生活、學習或工作中都有著或大或小的壓力，而爬山是最好的鎮靜劑。在風景秀麗、空氣新鮮的山巒進行登攀時，可以使大腦皮層的興奮和抑制過程得到改善，舒緩緊張情緒，恢復精力，消除壓力。對神經官能症、情緒抑鬱和失眠等也都有良好的治療作用。

從人體生理上看登山的益處

● 登山有益精神和皮膚。

登山有利於充分接受山地的負電子，減少人體過量的正電荷和靜電，保持充沛的精力和輕鬆的體力狀態。還有利於接受陽光紫外線對人體正常的照射與轉化鈣的吸收，增強皮膚的韌性和抗菌力。

● 登山有利於改善神經系統的調節功能，提高神經系統對人體活動時錯綜複雜變化的判斷應變能力。

登山遠眺是改善視力、治療近視的一個最簡捷的辦法。極目遠望，可放鬆眼部肌肉的疲勞。山地的不規則性，促使神經系統及時作出協調、準確、迅速的反應；使人體適應內外環境的變化、保持肌體生命活動的正常運行，也有利於防止老年性癡呆。登山還有助於改善睡眠品質，調節平衡興奮與抑制的神經機能。

• 登山有利於人體骨骼、肌肉的生長和韌性，增強運動機能和體質。

比起城市中的柏油馬路，山間道路坎坷不平，穿行此間有益於改善人體的平衡功能，增強四肢的協調能力，尤其是行走在沒有經過人為修飾的非階梯路段，可使人體肌纖維增粗、肌肉發達，增強肢體靈活度。爬山時雙臂擺動，腰、背、頸部的關節和肌肉都在不停地運動，日久天長也會使其產生適應性變化。腳是人體之根，經常爬山可以增強下肢力量，提高關節靈活性，促進下肢靜脈血液回流，預防靜脈曲張、骨質疏鬆及肌肉萎縮等疾病，而且能有效刺激下肢的六條經脈及許多腳底穴位，使經絡通暢，增強機體對環境的適應能力。

• 登山有利於機體機能新陳代謝，吐故納新，消耗多餘脂肪。

據科學分析，人們日常體內的糖代謝屬於有氧代謝。登山活動尤其是登高山，由於空氣稀薄，人體內大部分轉為無氧代謝，加之登山的運動量較大，山中野餐往往難以滿足體內熱量需求。因此，它能大量消耗人體內聚集的脂肪組織，尤其是腰腹部的脂肪組織，促進身體能量的代謝，改善消化系統的機能狀況。

• 登山有利於增強心肺功能，改善血液循環和呼吸系統。

有關資料表明，城市居室內氧氣負離子的單位含量僅有一百至三百，而山區森林中可達一萬至三萬。人體的正常代謝中產生的自由基等有害物質，能破壞人體細胞膜，溶解人體正常細胞，引起人體組織的衰老甚至變異。加之城市中由於工業污染及熱島效應等因素，空氣中顆粒懸浮物較多，呼吸品質差。而戶外山水間的高氧氣負離子可以有效結合自由基，使之排出體外。

山中原始森林和草地的面積是遠非城市中的綠地花草所能比擬的。因此，在山間行走的大運動量，對於改善肺通氣量、增加肺活量，促進機體組織細胞的新陳代謝，排出有害自由基，增強循環系統造血功能和心臟的收縮能力，提高抗病能力，延緩衰老，益處十分明顯。

從經濟簡約程度看登山的益處

公園、遊樂場、健身房，每一個都是可以讓自己減壓放鬆的場所，然而昂貴的門票會讓一些經濟條件有限的人望而卻步。此時，登山是最好的選擇，這一運動消費低，只要自己居住地周邊有山林等自然條件，不花錢或少花費，人人都可做到。從操作難易程度看，也不需要其他設備或專業技術，十分易於普及和實施，這也是其他戶外運動所不及的。

登山的注意事項

每一項運動如果掌握了技巧，都能夠最大限度地發揮它的能量，以達到修身養性的目的。然而登山的技巧，或者說是關於健康的提醒，都包括什麼呢？

- 爬山要選擇晴朗的天氣，以免發生危險。
- 可隨身攜帶水或飲料，或者帶一些運動飲料，以免山上沒有水，造成脫水。
- 爬山的著裝上也有講究。要穿合腳的膠鞋、旅遊鞋或運動鞋，不能穿高跟鞋，衣服要舒服、寬鬆，以利於運動伸展。
- 爬山的正確姿勢是身體前傾，腰、背要挺直，避免形成駝背、彎腰姿勢。

俗話說：上山容易下山難，下山時應慢慢下來，千萬不要跑著下山。

爬山的養生好處我們瞭解了，注意事項也知道了，那麼找一個天氣晴朗的日子，約上幾個朋友，開始行動吧，到戶外去尋找健康，尋找快樂，尋找修身養性之道。

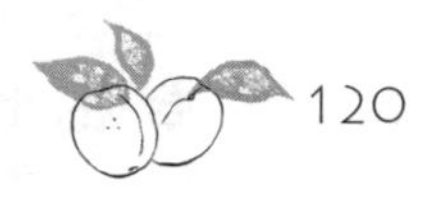

散步——享受恬靜人生

散步是指閒散、從容地行走。俗話說得好：「飯後百步走，活到九十九」，「沒事常走路，不用進藥鋪」。散步是傳統健身方法之一，歷代養生家們多認為「百練不如一走」。美國《時代》週刊也建議人們「多走路，不要跑」。在眾多人的養生鍛煉中，散步是最簡單易行的鍛煉方法，而且十分有效。專家說，我們大多數人能進行的最好的活動就是走路。

每天以適度有力的步伐（每小時五至六公里）走上半小時左右，每週五六次，這樣的散步可以起到預防諸多疾病的作用，具體包括：

- 關節炎。患關節炎的人有一個思想誤區，他們認為，要想及早恢復健康，應該多休息，不宜多走路。其實不然，走路可以保持關節的靈活性，加強關節附近的肌肉，從而減輕疼痛。
- 中風。科學家對七萬名醫院護士過去一年半的健康習慣分析發現，那些走路多的人（**每週在二十小時以上**）中風的比率降低了百分之四十。

●糖尿病。研究資料表明，對那些超重以及開始有葡萄糖代謝困難的人來說，每天輕鬆步行三十分鐘，就可以推遲甚至防止患糖尿病的可能。

●心臟病。有規律的走路能增強血管的彈性，降低血壓，減少甘油三酯及膽固醇在動脈管壁上沉積的機會，增加血液中有益的高密度脂蛋白膽固醇，使血液不那麼「黏稠」，從而使心臟病發作機率減少百分之五十。

●控制體重。愛美的人最不願意看到的就是體重增加。輕快地走上半小時，不僅可以消耗熱量，還可以在接下來的一天中加快新陳代謝速度，使你可以更好地防止發胖。

●骨質疏鬆症。人歲數大就容易得骨質疏鬆症，於是遍尋名醫補藥。其實老人多走路，就可防止肌肉萎縮，減少或延緩骨質增生，強健骨骼。研究表明，女性在二十歲時有規律地進行鍛煉並且適量攝入鈣質，在七十多歲時患骨質疏鬆症的機率就小了百分之三十。

散步除了能夠預防以上疾病外，還有很多讓人意想不到的效果：

有人對兩組中年人進行心電圖檢查對照，步行上班組（**走路二十分鐘以上**）心電圖「缺血性異常」的發生率為坐車上班組的百分之十六。其原因在於，走路對內臟有間接按摩作用。

走路時，為適應運動的需要，心肌加強收縮，血輸出量增加，對心臟起到了間接按摩作用，能防治老年人心功能減弱。

散步時平穩而有節律地加快、加深呼吸，既滿足了肌肉運動時對氧的需要，又使呼吸系統機能得以鍛煉和提高。尤其是膈肌活動的幅度增加，有類似氣功的妙用，可增強消化腺的功能；腹壁肌肉的運動，對胃腸起按摩作用，有助於食物消化和吸收，也可防治便秘。

散步健身最大的好處在於，它適應於不同年齡段的人，特別是對於年齡較大的腦力勞動者來說幫助更大。因為他們的身體條件較差，肌肉軟弱無力，關節遲鈍不靈活，採用這種簡單、輕快、柔和、有效的方式進行鍛煉，就更相宜。

此外，步行走路，還可使人的大腦神經細胞活躍，有利於預防老年癡呆症；對於神經衰弱、女性更年期綜合症及患抑鬱症的人來說，走路是改善其病症的好方法；走路可以增強肺的吐故納新；對老年肺氣腫有良好的輔助治療作用。

說到這兒，您是否已經下定決心，每天出去散步呢？其實，上述只是散步的一部分好處，它還有調節思維的作用。

常言道：散步是打開智囊的鑰匙。散步能使身體逐漸發熱，加速血液循環，使大腦的供氧量得到了增加，成為智力勞動的良好催化劑。血液循環加快產生的熱量，可以提高思維能力。

整天伏案工作的腦力勞動者，到戶外新鮮空氣處散步，可使原來十分緊張的大腦皮層細胞不再緊張了，得到了積極的休息，從而提高工作效率。

總而言之，散步確實有益於身心健康。可是如何進行這項運動，或者說更好地進行這項運動，也是有門道的。

散步的時間

散步最佳時間包括三個：清晨散步，食後散步，睡前散步。

散步的行頭

散步時最好穿寬鬆的衣服，鞋襪要合適；若年老體虛，可拄杖而行，以保安全。

散步的步伐

散步要控制好步伐，與身心結合，才能達到最好的效果。散步前全身應自然放鬆，調勻呼吸，然後再從容散步。若身體拘束緊張，則影響肌肉和關節的活動，達不到散步的速度。散步要怡然自得，摒棄一切雜念。步履要輕鬆，有如閒庭信步，使百脈疏通，

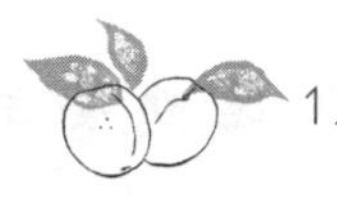

內外協調，以達周身氣血平和。循序漸進，量力而行。時間可長可短，做到形勞而不倦，勿令氣乏喘吁。

散步的步伐分為快步、緩步和逍遙步。快步，每分鐘約行一百二十步。久久行之，能興奮大腦，振奮精神，使四肢矯健有力。但快步並不等於疾走，只是比緩步的步履速度稍快點兒。緩步，每分鐘約行七十步。可使人穩定情緒，消除疲勞，亦有健脾胃、助消化之作用。這種方式的散步對於年老體弱者尤為適用。逍遙步，是一種走走停停、快慢相間的散步，因其自由隨便，故稱為逍遙步。對於病後需要康復者非常有益。

散步的門道雖然多，但是相對其他運動來講，算是一種較自由的修身養性的方法了。散步可以不拘季節，隨時可行。春踏芳草地，夏步小河邊，秋賞荷花澱，冬行松林間，各得其趣，散步又散心。

散步也不受空間限制，無論在鄉間的田野小路上緩緩漫步，或是在城市林蔭道上信步而遊，那廣闊的空間，綠色的環境，清新的空氣，都會使人神清氣爽，心曠神怡。

古人云：「散步者，散而不拘之所謂，且行且立，且立且行，須持一種閒暇自如之態。」通過閒散和緩的行走，四肢自然而協調的動作，可使全身關節筋骨得到適度的運動，再加上輕鬆暢達的情緒，能使人氣血流通，經絡暢達，利關節而養筋骨，暢神志而益五臟。持之以恆，則能身體強壯，延年益壽。

倒行運動——益於健康

對於每天忙碌趨於極限的白領朋友們，倒著行走似乎是一個浪費時間的事情。依他們的生活習慣而言，與其做這些浪費時間的事情，倒不如好好地作一份工作報告，或者聯繫一兩個客戶，更好的是美美地睡上一覺。

但是，他們並不知道，倒著行走，益處多多。因為人向前走時，是足跟先著地，重心逐漸移向足尖；而倒退行走時，是足尖先著地，然後重心向後移到足跟，這樣更有利於靜脈血由肢體末梢向心臟方向回流，更有效地發揮雙足「第二心臟」的作用，有利於血液循環。

倒行活動對腰脊部疼痛、下肢骨關節損傷、胃病以及一些藥物或醫療器械難以治療的疾病也有療效；對於消除腿或足的疲勞，也有很顯著的效果。倒行能使腰背部肌肉有規律地收縮和鬆弛，有利於腰部血液循環的改善，提高腰部組織的新陳代謝。

由於許多人特別是中老年人有不同程度的腰肌勞損，故經常倒行運動，可以減輕疼痛。能矯正姿勢性駝背，對提高脊柱關節及四肢關節的功能均有益處。加之這種鍛煉方法簡單易行，因而深受老年人喜愛和歡迎。倒行還叫「逆步術」或「反走健身法」。倒行除倒著步行外，還有人採用倒跑的方式進行鍛煉。

根據測試顯示，一個人每天至少要走三千步，多者可達一萬多步。長期向前行走，會使人體的肌肉分為經常活動和不經常活動兩大部分，其中腰部肌肉往往總是處於緊張狀態，部分肌肉長時間的緊張和另一部分肌肉的鬆弛會影響人體的微妙平衡。而倒行從生物力學角度上講，則可以彌補向前行走的不足，在給予不經常活動的肌肉刺激的同時，可以有效地使緊張的肌肉趨於鬆弛，建立肌體新的平衡。

我們常看到足球比賽中，每當後衛倒退回防時，就顯得格外靈活和精力充沛。這是由於倒行鍛煉是一種不自然的活動方式，所以倒行時，可使人精神集中，心理趨於安定，神經的自律性得以增強。因此，如果有條件，倒行可以作為一項有益的放鬆性健身方法。

至此，肯定有很多人會認為，倒行是一種百分之百好的運動。其實不然，凡事都有兩面性，倒行運動雖然對人體有好的一面，但是也有不利於人體健康的一面。

根據測定，人在倒走時比向前步行要多消耗能量百分之七十八，心率要增加百分之四十七。由於老年人的心血管儲備能力降低，倒退走、跑都使心血管不堪重負。患有心血管疾病者倒行運動則更危險。因為腦動脈硬化、高血脂、頸椎骨質增生等病症會致大腦供血不足，倒行時為防背後障礙物，鍛煉者免不了要不時轉頭。頸部轉向，頸動脈受壓迫、管腔變窄、血流減少，則致腦部供血減少，大腦缺氧，甚至可在轉頸時驟然暈倒。所以，在進行倒行運動的時候，也要根據自身的條件、運動量的大小來斟酌進行。

希望通過介紹，您能根據自己的身體狀況，適當地倒行，以達到健身的目的。

舞動精彩人生

舞蹈是一種美的享受，這已經被大眾認可，無論對於跳的人，還是對於看的人而言，它既是一種藝術薰陶，又是有效的養生保健方法。跳舞養生自古有之，被譽為神醫的華佗，他創編的「五禽戲」，含舞蹈內容，故以「戲」來命名。

舞蹈的種類五花八門，按照它們的用途一般可分為：比賽舞蹈、觀賞的國標舞、西班牙舞、倫巴、吉特巴、恰恰舞等，以及廣大群眾喜聞樂見的交誼舞。而無論什麼種類的舞蹈，它都離不開音樂，音樂是舞蹈的靈魂。它並不是單一的運動，而總是伴隨著音樂，是運動糅於音樂，音樂調配運動的一種綜合活動。

跳舞對身心的益處可不是隨便說說的，科學家研究證明，優美、健康的音樂能使人的大腦皮層出現新的興奮灶，振奮精神，悅耳的旋律和節拍，能促使大腦發育，引起胸部肌肉弛張，加大肺活量。

此外，舞蹈運動是世界上最好的定心劑。這是因為，適量跳舞能緩和神經、肌肉的緊張，從而獲得安神定志的效果。當你隨著悠揚動聽的音樂舞蹈時，身體已分泌了一些有益於健康的激素可調節血流量，興奮神經細胞，並能使胃的蠕動有規律。

優美的輕音樂使人感到心曠神怡，悠然自得，不但使你的精神愉快、增加食欲、恢復體力、消除疲勞、有助睡眠，而且還能治療許多疾病，如精神抑鬱症、社交障礙症，並有明顯的降低血壓及減輕或治癒臨床症狀的作用。因此在高血壓病患者的調養護理與防治中，跳舞具有積極的作用。

對於那些單純性肥胖、體態臃腫者，則可以通過跳交誼舞，瞭解一些形體訓練的知識，加強鍛煉，從而達到減肥的目的；對於恢復體形，保持自信，具有重要意義。交誼舞當然不止這一個作用，美國阿爾伯特．愛因斯坦大學的科學家發現，平時參與帶有歡樂性、同時對大腦功能有一定刺激作用的交誼舞，患老年性癡呆病的機率明顯偏低。每週跳舞三次的人與只跳一次或不跳舞的同齡人相比，患老年性癡呆病的機率要少百分之七十八。

總而言之，跳舞能夠通過肢體、身軀的運動，以動作語言表達情感，既歡快振奮，又可運動關節，流通氣血，濡養血脈。此外，跳舞可強健骨骼，減低罹患骨質疏鬆的機會；增強心肺功能、促進血液循環；減少罹患高血壓、糖尿病、大腸癌的機會；增加關節的靈活和柔軟度，減少受傷的機會；消耗熱量，維持適當的體重；在音樂聲中起舞，

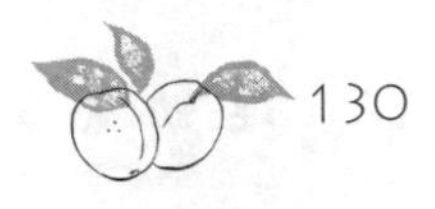

有助於消除壓力，促進身心健康。每天只需持續跳舞三十分鐘，或跳舞的時間每次不少於十分鐘，即可為身體帶來莫大的益處。

當然跳舞也要適度，一般一周三至五次為宜，每次不宜超過三小時，注意勞逸結合，防止過度疲勞，過猶不及。

說到這些，您不要就單純地以為所有的舞蹈都有相同的功效。其實，不同的舞蹈，能給我們帶來不同的收穫：跳交誼舞，聽著音樂，踩著節拍，兩人互相配合，使人沉浸在輕鬆自如、愉快和諧的氣氛中，大腦處於最佳的休息狀態，使心神安和，疲勞消除。跳一小時的華爾滋舞，相當於人們步行兩公里的路程。此外，輕鬆、奔放的迪斯可，它的特點是節律性強，使人興奮歡暢。其舞曲節奏明快，優美動聽，使人情緒歡樂高漲，緊張的神經、肌肉得到鬆弛，血液循環得到改善。由於迪斯可以腰部扭擺為中心，帶動全身關節、肌肉有規則持續地運動，故能增強心肺功能，增進腸蠕動，並能舒筋活絡，疏通氣血，還有減肥健美等作用。

跳舞是一種集運動和娛樂於一身的活動，它不僅能增進友誼，增加交流，還能促進身心健康。跳舞時，樂曲的節奏使人充滿活力，運動糅於音樂中，音樂調配著運動。優美的音樂不但使人精神愉快，增進食欲，恢復體力，消除疲勞，有助睡眠，而且還能治療許多疾病，並有明顯的降低血壓及其他症狀的作用。跳舞有這麼多的好處，我們為什麼不跳呢？因為現在還不是時候，我們還沒有完全地瞭解舞蹈，舞蹈還有七大忌：

- 忌飽腹跳舞。

飽腹跳舞會導致胃腸道疾病的發生。

- 忌酒後跳舞。

酒能刺激大腦，使心跳加速、血管擴張，酒後跳舞會誘發心絞痛及腦血管疾病。

- 忌人多跳舞。

人多的地方，空氣不易流通，應該選擇空氣流通、人員較少的舞場。

- 忌硬鞋跳舞。

舞場地面平滑，穿硬底鞋跳舞容易滑倒，要當心扭傷或發生骨折；同時硬底鞋彈性差，地面反作用力也大，有損於小腿肌腱和關節組織。

- 忌劇烈跳舞。

狂舞使交感神經過度興奮，導致呼吸急促，心跳加快，血壓驟升，可誘發或加劇心血管疾病。

- 忌舞後著涼。

跳舞可使身體冒汗、口渴，不要隨意脫衣，以防感冒並引發其他疾病；也不要過多飲冷飲。

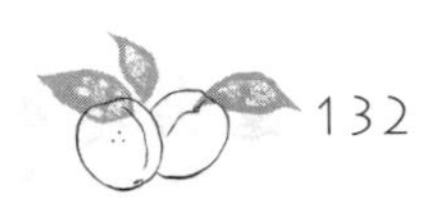

● 忌帶病跳舞。

對於患有心血管疾病者，跳舞易導致血壓升高，加重病情；疝氣、胃下垂、脫肛者可能因跳舞而加劇症狀；患有內耳性眩暈、頸椎綜合症等頭暈的老人，跳舞時常易摔倒，嚴重者可發生骨折；患有傳染性疾病的老人更不要跳舞，以免傳染他人，同時也影響自身康復。

實踐證明，跳舞不僅可使人們體型健美，而且可使人體的神經、心血管、消化、泌尿、生殖系統都得到充分的鍛煉。同時跳舞運動是最好的安定劑，這是因為適量跳舞能緩解神經肌肉的緊張。跳舞還可使糖尿病病人的血糖降低。

在緊張的勞動或晚餐後，用適當的時間跳舞，可減少消化不良、肥胖、痔瘡、高血壓和動脈硬化等病症的發生，促進大腦更好地休息，益於夜間睡眠。跳舞是一種全身的活動，能加速周身血液循環，疏鬆關節肌肉，消除體力和腦力的疲勞。任何一種舞姿都必須挺胸收腹，身體各部位聯合協調運動，跳舞中的跳動扭轉，使胸廓擴張，肺活量增加；腰臀的扭動加強了腰腹肌的鍛煉，增強了臀肌的彈性，提高腰背的靈活性和協調性，增加了盆腔和髖的柔韌性。適合中老年的舞蹈以慢步和中步為好。

寫到這裡，跳舞的禁忌我們也已經瞭解，那麼，讓我們來一起舞動精彩人生吧！

慢跑——「有氧運動之王」

一直以來，慢跑有「有氧運動之王」之說，因為這項運動的健身作用是全方位的。所以，專家們稱其是適合於廣大人群的一項有氧健身運動。慢跑究竟有多好，好在哪裡呢？我們可以通過六方面來解釋：

慢跑可以有效提高肌體的免疫力

人們在進行有氧鍛煉時，應根據自身情況選擇適當的運動強度和運動量，不要做超越自己身體負荷的運動。有關實驗表明，長期堅持適度的有氧慢跑運動，能改善肌體的免疫功能，延緩肌體衰老；但運動強度過大，反而會對免疫系統的功能產生抑制作用。

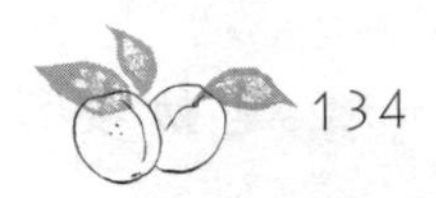

慢跑對呼吸系統的作用

我們在生物學中都學過，呼吸是人體不斷從外界吸入氧氣，在體內進行氣體交換，又不斷向外界排出二氧化碳的過程。人體是通過呼吸器官進行呼吸的，人體的鼻、咽喉、氣管、肺等都要加倍地工作，才能滿足跑步時所需要的能量和氧氣，以及運輸、排出二氧化碳。

慢跑對心血管系統的作用

心血管系統是人體主要的運輸線，它的管道分佈於人體的各個部位，是人的動力系統。一方面，它通過運輸血液向各個部位輸送氧和營養物質。另一方面，它將身體中的二氧化碳等新陳代謝產物送回到心臟，然後通過肺和腎臟排出體外。要使心血管系統的功能得到顯著增強，簡單易行的方法就是參加有氧健身跑。

慢跑對消化系統的作用

經常進行慢跑的人，消化功能都較一般人要強一些。人在進行有氧運動過程中，全身的肌肉運動也隨之加強了。此時單靠心血系統和呼吸系統供給氧氣是不夠的，還需要腸胃供給一些營養物質。因而在有氧運動過程中，不僅調動心血系統和呼吸系統工作加強，同時也令腸胃得到了鍛煉。腸胃工作時，消化腺分泌出更多的消化液，消化通道也加強蠕動，這樣也就改善了腸胃的血液循環，從而使得食物在體內消化得更徹底，人體對營養物的吸收也更為充分。同時由於跑步時呼吸加快加深，使得腰肌等活動幅度增大，這對腸胃功能的增強有一定的促進作用。

慢跑有預防癌症的作用

人們都知道，慢跑是一項對身體非常有利的運動，但是通常不會意識到慢跑還能防癌。國外的運動醫學專家對有氧健身跑進行了深入的研究，發現有氧慢跑活動對預防癌症有一定作用。

他們對堅持有氧慢跑和不進行鍛煉的兩組人進行跟蹤調查。發現同樣人數的兩組人，堅持有氧慢跑的小組中，只有三人得了癌症，不足百分之一；而不進行鍛煉的小組中，有廿九人得了癌症，占總人數的百分之六點四，其中還有十七人死亡。堅持鍛煉小組中的三名癌症患者，他們在得了病後仍然堅持鍛煉，直到高齡時他們依然健康愉快地生活著。從這個調查可以發現，同年齡段的人，在同一時期，長期參加有氧慢跑得癌症的機率要比不參加鍛煉的人小得多；即使同樣得了癌症，長期參加鍛煉的人痊癒的機率也要比不參加鍛煉的人大。

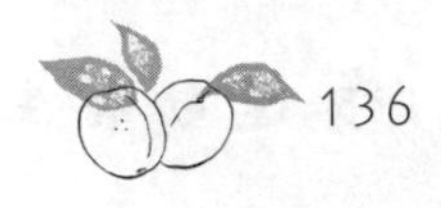

慢跑有抗衰老的作用

心率是心臟每分鐘跳動的次數。有科學研究人員對動物進行過研究，烏龜的心率在每分鐘十次以下，其壽命卻長達百年，大象的心率約為每分鐘四十次，牠的壽命約為五十年。研究結果表明，越是心率低的動物其壽命越長。對於人類也同樣如此，一般心率偏低的人壽命較長。長期堅持有氧跑步鍛煉的人，心率一般都比不鍛煉者低。

閒時手指操，身體更健康

根據中醫理論，手上集中了許多與健康有密切關係的穴位，聯繫著全身的內臟，同心腎相連的是「陰經」，同胃腸相連的是「陽經」。陰經通手掌內側，陽經通手掌外側，其交會處是指尖，它既是氣血出發點，也是氣血歸結點。因此，經常以手指為中心進行各種活動，可以使大腦皮層得到刺激，保持神經系統的青春活力，對老年癡呆可起到預防作用，還可強化內臟器官和大腦的功能。

我們稱以手指為中心的各種活動為手指操，手指操的練習方法有很多，在這裡我們簡單地介紹三組：

第一組：

- 用一手食指和拇指揉捏另一手指，從大拇指開始，每指做十秒。可使心情愉快。

● 吐氣握拳，用力吸足氣並放開手指，可以使頭腦輕鬆。

● 刺激各指端穴位，增加效果。用食指、中指、無名指、小指依次按壓拇指。

● 雙手手腕伸直，使五指靠攏，然後張開，反覆做若干次。

● 吸足氣用力握拳，用力吐氣同時急速依次伸開小指、無名指、中指、食指。左右手各做若干次。

注意：握拳時將拇指握在掌心。

● 刺激各經絡，用拇指按壓各指指根。

第二組：

● 用右手的拇指與左手的食指、右手的食指與左手的拇指交替相觸，使兩手手指交替相觸中得到運動。動作熟練後加快速度。再以右手拇指與左手中指，左手拇指與右手中指交替作相觸的動作，依此類推直做到小指。可以鍛煉運動神經，防止頭腦老化。

● 兩手手指交叉相握，手指伸向手指，以腕為軸來回自由轉動。

● 將腕抬到與胸同高的位置上，雙手對應的手指互勾，用力向兩側拉。此法對高血壓也有一定療效。

● 肘抬至與胸同高的位置上，使各指依次序彎曲，並用力按壓勞宮穴。此法可強健腸胃。

- 抬肘與胸平，兩手手指相對，互相按壓，用力深吸氣，特別是拇指和小指要用力。邊吐氣，邊用力按。對於呼吸系統疾病、婦女病、腰痛也有效。
- 雙手手指交叉相握（**手指伸入手心**），手腕用力向下拉。

第三組：

可用小鐵球或核桃作為工具，具體做法如下：

- 將球置於手指之間，使其來回轉動。
- 將小球握在手中，用力握同時呼氣，然後深吸氣並將手張開。
- 兩手心用力夾球相對按壓，先用右手向左手壓，然後翻腕使左手在上，邊壓邊翻轉手腕。
- 將兩個小球握在手裡，使其左右交換位置轉動，老年人都有經驗，當有煩惱和不滿情緒時，用此法可得到解除。
- 用食指和拇指夾球，依次左右交換進行。

希望這些閒暇時刻的手指操，能夠幫助您緩解壓力，永保青春活力！

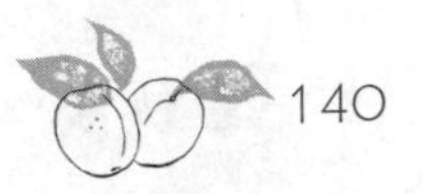

教你如何「人老腿不老」

不知道您是否觀察過周邊的人，但凡上了年紀的老人，他們都相當注重「腿」。炎炎夏日，秋褲也從不離身，這就驗證了「人老腿先衰」的那句俗語。那麼，怎樣鍛煉才能使「人老腿不老」呢？我們介紹如下六點：

扳足

端坐，兩腿伸直，低頭，身體向前彎，雙手扳腳趾。

暖足

腳上的穴位非常豐富，泡腳能起到疏通經絡、消除疲勞的作用，最好每天睡前用熱水泡腳，並且冬天要注意足部保暖，不讓其受寒涼。

揉腿肚

方法是用兩手掌夾住腿肚，旋轉揉動。作用是能疏通血脈，增強腿部力量。

乾洗腿

方法是用雙手緊抱一側大腿，稍用力從大腿根部向下按摩，一直到腳踝，然後再從踝部按摩至大腿根部。用同樣的方法按摩另一條腿。這一活動可使關節靈活，腿肌與步行能力增強，預防下肢靜脈曲張、水腫及肌肉萎縮等。

扭膝

方法是兩足平行併攏，屈膝微下蹲，雙手放在膝蓋上，順時針方向揉動數十次，然後逆時針方向揉動數十次。能疏通血脈，治下肢無力、膝關節疼痛。

搓腳

雙手掌搓熱，然後用手掌搓腳心，各二十次。此法有降火、舒肝明目的功效，還可以防治高血壓、暈眩、耳鳴、失眠等症。

爬樓梯——在健身中回家

隨著生活水準的提高，流光溢彩的都市夜景裡，林立著無數的高樓大廈。這些大廈取代了原有的底層建築物，由於大廈的高度，人們每日上下穿行想到的只有電梯，即便上下班的高峰期，也寧等十分鐘，決不走一階梯。其實，爬樓梯比起在平地上走或跑的運動量大好幾倍，它兼有跑和跳兩方面功力，還具有逆地球磁性力的作用。

爬樓梯不僅可使髖關節的活動幅度增大，而且也使下肢肌肉的韌帶、肌腱的彈性得到鍛煉，以達到強筋壯骨的效果。

人們把爬樓梯形容為一方靈丹妙藥的原因何在？爬樓梯究竟有什麼樣的好處呢？

- 熱量消耗大。據測算，在相同時間內爬樓梯消耗的熱量比打羽毛球多兩倍，比步行多三倍，基本與登山消耗熱量相同。
- 增強心肺功能，使血液循環暢通，保持心血管系統健康，防止高血壓的發生。
- 使神經系統處於最佳休息狀態，有利於睡眠，避免焦慮。

科學家也曾選取二十名（三十二歲）身體狀況基本相同的公司職員進行追蹤測試，前十名堅持爬樓梯運動兩年，沒有人出現失眠和神經衰弱；後十名中不爬樓的，有七人出現失眠和神經衰弱。

- 能增強消化功能。爬樓梯消耗體力大，人容易饑餓，食欲變好了，這樣能增強消化系統功能。此外，由於腹部反覆用力，使得腸蠕動加劇，能夠有效防止便秘發生。
- 有助於保持骨關節的靈活，避免僵化現象出現，增強韌帶和肌肉的力量。

有一個長達八年的追蹤調查，選取五十六歲、身體條件基本相同的調查對象各廿六名，結果顯示：始終堅持爬樓梯的廿六人無一發生腿關節病，肌肉健康，步伐有力；另廿六人由於沒有參加運動，十二人感到腿部發涼、麻木，走路無力，十四人患了關節炎和關節僵直病。

爬樓梯作為老少皆宜的健身方式，既不受天氣變化影響，也不花太多時間，不用交一分錢。就是上班、回家，也盡可能避開電梯，用你的雙腿攀登「高峰」。

像爬樓梯這種集健身、減肥、美容於一身的運動，比起其他健身方法來毫不遜色，因而越來越受都市人的青睞，有望成為全民健身項目之一。當然，我們在參加這項運動時，要講科學，要量力而行，循序漸進，不可魯莽蠻幹，尤其是那些膝關節、韌帶、軟組織損傷、有炎症者不適合這一都市減肥熱身項目。

空腹跑步害健康

清晨，大街小巷參與晨練的人越來越多，這說明有更多的人已經意識到晨練的重要性。晨練包括很多種，有打拳、練太極、練劍，當然最常見的是跑步。應當承認，長跑對促進人體健康，增加心肺功能是有益的。但是，近年有專家研究發現，空腹跑步也會給人體帶來害處，特別是增加心臟、肝臟的負擔。

希望有好身材的女士們之所以喜歡長跑，是因為長跑有減肥功效，在跑步過程中可以在一定程度上消減脂肪，同時也使部分肌肉受到消耗。運動的主要能源是糖。在空腹的情況下，體內便格外缺少糖，此時，容易誘發低血糖症，出現昏厥、心律失常。另外，在這種情況下，維持人體活動的能源就要依靠「脂肪燃燒」來產生，但腹中空空，脂肪也不容易充分燃燒。在沒有糖的情況下，大腦就會「命令」肝臟從肌肉中分解出糖來供人體的需要，因而造成肌肉的損耗和肝臟的疲勞。

醫學上認為，脂肪燃燒產生能量，所需要的氧相對增多，必須加快心搏次數換取足夠的氧，因此依賴脂肪產生能源程度越高，心搏次數相對越快，會給心臟帶來負擔。如果身體欠佳，便易出現過度疲勞，或出現心律不齊等現象。

說到這兒，我們已經能夠意識到，空腹跑步是有害健康的。因此，早晨進行長跑鍛煉的人，盡可能不要空腹。跑步前應少量進食一些餅乾之類的碳水化合物，如果沒有也不要緊，我們還可少飲些蜂蜜或葡萄糖，或者在跑步前飲一杯糖水，以保證糖源，避免給自己身體帶來不利。

參加晨跑的老年人也有很多，因此，經常空腹晨跑的老人需要注意了，參加長跑前最好請醫生做一下體格檢查，看心肺功能是否正常；倘患有心肺功能病變，是不宜參加晨跑的。

辦公室裡的有氧運動

忙碌緊張的生活有些時候已經給白領造成困擾，毫無規律的作息時間、週末也經常加班、連一點到戶外鍛煉身體的時間都擠不出來。明知道自己的生活方式有問題，甚至逐漸吞噬著自己健康的身體，但是卻也毫無解決辦法。現在好了，教你一套辦公室有氧運動，希望能對你有所幫助。

這一運動非常方便我們利用工作間的零碎時間來練習，動一動筋骨，迅速消除疲勞，活絡氣血，增進身體的靈活反應。辦公室的有氧運動以「鬆」為綱領。練習時，將心情儘量放輕鬆，身體不要拘束，完全放鬆來做增強活力的有氧運動。

明亮眼睛的運動

不知您是否發現，現在有越來越多的人加入到「四眼」的行列中來。現代人的視線焦距越來越近了，尤其上班族，每天看文件、電腦，眼力消耗也相當多。通過眼睛運動的練習，培養更敏銳的視覺，使我們的心靈之窗更明亮動人，可以充分欣賞世界之美。

● 手掌遮眼的練習：坐在椅子上，雙腳平放在地上，身心放鬆地坐著。如果戴有眼鏡，把它拿下來，隱形眼鏡則沒有關係。放鬆地摩擦雙掌，將手掌變成弧狀，輕輕蓋在閉起來的眼睛上。請注意不要觸碰眼珠或壓迫到鼻樑兩側；以輕鬆的方式深呼吸，閉上眼睛休息三到五分鐘；然後想像眼睛如同懸浮在湛藍的海水之中；在最後的半分鐘，將手掌移開眼睛，但是仍然閉眼約二十秒（**不要揉搓眼睛**）；然後輕輕張開眼睛，流覽四周，是否發現四周顏色更鮮明，事物看起來更清晰、明亮？這個方法很簡易地讓眼睛得到充分的休息。接下來的方法，是說明視覺範圍更加開闊，讓左右眼得到更加平衡的練習。

● 左右眼互視法：人的視覺習慣是主動看東西，這種看東西的方式會讓眼睛有一定的視角，即朝前看的視角。現在，讓眼睛的視覺習慣更加活潑多元，而且通過這個運動，使左右眼更加平衡。

由於左右眼所牽動的神經不同，因此這個左右眼互視的運動，也會影響身體左右的平衡。左右眼互看並不是「鬥雞眼」的方式，而是以右眼看左眼。右眼的側邊能夠看到左眼，在我們心中會清楚地浮現出左眼的形貌。當我們如此觀察時，其實我們的身體也會產生一些變化，例如：左手指頭會有些許不同的感覺（**如果你的體會很細微**）。事實上，整個身體的左半部都會有感覺。當練習此方法時，其實正通過改變視覺的方式，來改變身體的動態，它可以說明我們清除身體的障礙，打通身上糾結的氣脈，更對視覺的平衡有助益。

靈活頭部的運動

工作久了，就會覺得頭腦僵硬。如果長期以不良的頭部姿勢工作，還容易引發頭痛或頭部的疾病。依循以下的頭部運動來練習，將會改善現狀，使頭部回復靈活健康的狀態。

動作要點：頭部運動主要是頭部與頸部的轉動，身體其他部位不動，將身心完全放輕鬆，採取坐姿或立姿。

- 頭部儘量向前垂下，直至下巴抵胸，但不要勉強；然後將頭往後仰，眼睛儘量朝後上方看。
- 頭向右傾，但不要聳肩，頭只是平平地向右傾，讓耳朵儘量貼近肩膀，但是肩膀不要聳起，到頂點之後，頭再向左傾，如此反覆三次。
- 頭往後仰，整個頭先向右後方轉動，再向左後方轉動。
- 將前面三個動作聯合起來，依順時針方向，向前方低頭，而後向右仰頭，向左做圓形的轉動；再逆時針，由前方向左、後仰、向右，做圓形的轉動；做完以上的頭部運動，就會以更清醒的頭腦，再繼續工作。

希望這個辦公室裡簡單的小竅門，能夠讓你有一個更好的工作狀態。

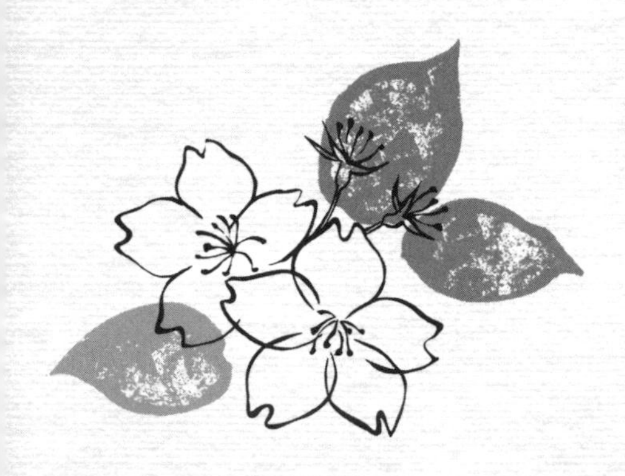

洗浴養生

最廉價高效的保健方法

每天洗澡，必不可少。洗澡為的是潔淨，而洗澡能洗出健康，你也許並不知曉。高效的保健方法，簡便的養生之道，就在你每天的沐浴中得以實現。

沐浴出健康來

洗澡——一個再熟悉不過的詞語，我們每天都要做的事情，人們常說，洗澡不僅是清潔衛生，同時也能洗去疲憊，還您一個愉悅的身心。這一點不假。早在殷商甲骨文中就有「沐浴」二字，「沐」是洗臉，「浴」是洗澡。古代人們也認為，洗澡在使身體潔淨的同時，也是健身的佳法。

古代印度醫書《查朗卡・桑其塔》記載：「一個人如果每天堅持洗兩次澡，就可因此而延年益壽。」對於沐浴的治病作用，古人早有清醒認識。早在幾千年前，人們就把沐浴分為兩種不同的形式，即熱水浴和冷水浴。中醫認為，這兩種沐浴分別具有預防疾病、保持健康以及治療疾病的作用。古書中曾記載先人們因感冒引起風濕性背部肌肉酸痛時，用牛奶塗抹全身，然後將身體浸入熱水中來進行治療。

大家對皮膚有所瞭解嗎？我們一起來學習一下。現代研究證實，一個成人全身皮

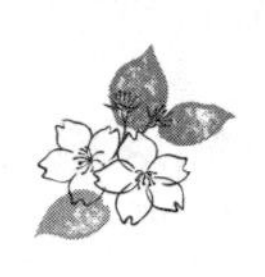

膚的總面積二平方米左右，皮膚上面有幾百萬個汗毛孔，一般情況下，一個人每晝夜排汗水一升左右，熱天甚至高達十數升。皮膚每週從皮脂腺中分泌兩百克左右的半液狀油脂肩皂潤澤皮膚、毛髮，使角質層變軟。古詩中常形容皮膚好的人「凝若膏脂，膩不留手」，主要是油脂的作用。

此外，油脂還能防止細菌、某些化學物質及水分的侵入，起保護皮膚的作用。但油脂積留過多不及時清除，會玷污衣服被褥、腐蝕織物纖維，並和汗液及灰塵混在一起形成汗泥，發出酸臭味；汗泥堵塞毛孔，還會使排汗不暢，尤其夏天令人感到黏膩不適，若細菌繁殖感染，極易引起汗斑、癤子、膿皰瘡等皮膚病。

說到這些令人反感的皮膚病，我們的首要想法一定是儘快去除。這點大家不用擔心，因為通過藥浴刺激，可使局部血管擴張，促進血液循環，從而起到消腫作用；另外，藥浴通過藥物作用於局部而引起的神經反射，可激發機體的自身調節作用，促使機體某些抗體的形成，藉以提高機體的免疫功能。因為藥液中的那些藥物有抗菌、抗病毒、抗感染作用，一些藥物作用於面部皮膚後，能達到疏通經絡、運行氣血、除去污穢、潔淨皮膚的作用。中藥面浴還能使皮膚組織得到滋潤和營養，提供必要的新陳代謝環境，使面部皮膚組織細胞直接獲得營養物質而達到美容目的。

隨著生活水準的提高，週末閒暇時間，人們會和幾個朋友或者家人一起去泡溫泉，泡溫泉已經越來越成為一種時尚。古人常說，「溫泉水滑洗凝脂」，指出經常洗溫泉澡能去泥垢油脂，使皮膚清爽。因此除了中藥浴外，古人對於特殊水質對疾病的防治作用也有深刻認識。現代研究證明，由於水溫和沖洗時的水壓及機械按摩作用，再加上水中某些礦物質（硫酸鈣、碘鹽、溴鹽、氯化鈉等）以及某些離子的特殊作用，能使神經系統興奮性降低，體表血管擴張，加快血循環，改善肌膚和組織的營養，降低肌肉張力，消除疲勞，改善睡眠，因而能增強抵抗力和健康水準。

最後送您一首順口溜，記住沐浴的好處吧：經常洗澡身體好，預防疾病少煩惱！溫泉藥浴常來泡，改善皮膚消疲勞！

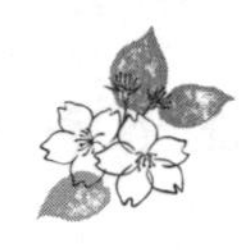

清新的晨浴助你一天清醒

繁忙的工作讓人們應接不暇，加班是常有的事，第二天早晨鬧鐘一響，一個暢快淋漓的美夢就此結束，不願睜開眼，不願離開舒服的床，腦袋昏昏沉沉，渾身痠軟無力。吃些早點吧，因為早點很重要，長期不吃容易發胖，還易得胃病，可是真的沒有胃口。這時候怎麼辦呢？

很多人為了克服這種狀況，讓自己能夠迅速地精神起來，並且增加早餐食欲，就去進行晨練，跑步，呼吸新鮮的空氣。但是晨練易受天氣影響以及場地局限，所以不如來個晨浴吧！起床後洗個熱水浴，可以頓時清醒、振奮，使人感到精力充沛，不適之感消失得無影無蹤，甚至一天裡都能心情愉快，辦起事來效率很高，比跑步、做操的效果還要好。

晨浴的要領是：一要水溫高，二要時間短。如果水溫低，就會使人感到精神鬆懈；如果時間太長，就會消耗太多精力。因此，進行晨浴最好的方法是，用一桶四十五度的熱水沖洗身體一分鐘左右，然後用乾毛巾擦乾身上的水珠即可。這種晨浴方法適合上班族早上時間緊而全天又需要精神飽滿的具體情況。

另外，晨浴還抑制了你的胃酸，激發了你的食欲。因此，吃早餐再也不是一件難事，而是一種享受。

晨浴完畢後，神清氣爽地去上班，保證讓你受益一天。

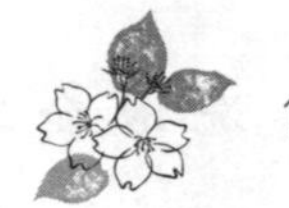

熱水浴——析出疲勞

朝九晚五的上班族在經受一天的洗禮之後，往往帶著煩悶、委屈、疲憊、細菌等一起回家。到家後，心情的不順暢，有可能給你和家人帶來矛盾。此時，不如先來個熱水浴吧！在熱氣騰騰的水中，閉上眼睛，溫熱的水浸泡著你的身體，也過濾著你的情緒。所有的勞頓和煩惱就這樣慢慢滲出你的大腦。在繚繞的熱氣中，你的臉漸漸變紅，心情也開始舒暢了。從浴室出來，展現給家人的是一個清新可人完全不同的你。

熱水浴不需要太久，也並不繁瑣，僅四十度的水溫就能夠改變你，不得不說熱水浴能給你帶來神奇的效果。經常進行熱水浴，不僅讓你身心舒暢，而且也是養生保健、美容肌膚的重要手段。

清潔皮膚，滋潤到底

熱水浴說白一點就是洗澡，這個過程可有效地將身體的污垢去除，清潔皮膚的同時促進了排汗，從而保證了皮膚有效地調節體溫。

每時每刻我們身體的各個器官組織都在不停地進行著新陳代謝，皮膚的新陳代謝更為活躍。它每天要排出大量的汗液、皮脂和皮屑，這些物質和外界的塵土混合在一起就形成了污垢。這些污垢會堵塞汗腺毛口，使排汗不暢，從而影響皮膚的新陳代謝，使皮膚的血液循環不良，因而使皮膚老化加快，使細菌滋生。

因此，經常進行熱水浴，不但可清除污垢，避免細菌感染，增強皮膚的呼吸功能，且可使皮膚滋潤、嫩滑。

熱水浴對皮膚和神經具有安撫鎮靜作用

睡眠欠佳或經常失眠的人，總想抓住一切時間趕快睡覺，但其實睡前洗個溫水澡（廿六度左右，浸洗半小時），可促進睡眠。這半個小時，比起你在床上翻來覆去、輾轉難眠要舒服有效多了。

熱水浴具有美容作用

污垢可使皮膚毛孔堵塞，產生痘痘。假如皮膚上的水分不足，還容易長出皺紋。進行熱水浴，皮膚可以直接吸收水蒸氣，借此補充皮膚的水分。

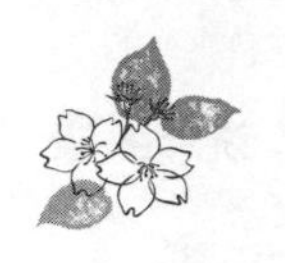

熱水浴有消除疲勞的作用

無論是對於學習壓力大的學生，還是對於工作繁忙的上班族，在緊張的工作及學習後，來個熱水浴，會使人精神爽快，身體舒服，疲勞全消。

實驗證明，用熱水淋浴，能提高神經系統的興奮性，引起血管擴張，加速血液循環，改善器官和組織的營養狀態，降低肌肉張力，使肌肉放鬆，因而有利於消除疲勞。血液循環的加速能清除使人感到疲倦的物質（如乳酸）及其他代謝廢物。

熱水浴能給你帶來健康生活

假如你感冒初起，或有慢性關節炎、風濕病，建議你多泡四十二度左右的熱水浴，它有刺激皮下網狀組織抵抗和殺菌的能力，並有散寒祛風的功效；對深部淤血和風濕麻痹有一定療效，還有助於發汗和止痛。如果糖尿病人每天堅持洗三至十分鐘的熱水浴，還能降低血糖，但水溫應控制在三十八度至四十度之間。

熱水浴還具有減肥功效

身材苗條是每一個女人的願望。但很多女人在結婚生孩子之後，都因體態臃腫而心情懊喪。現在告訴你，不必煩惱：瘦身大計，在每天的熱水浴中即可得到實現。

熱水減肥，最好在飯後二到三小時內進行，因為這時消耗能量大。另外，一般認為池浴浸泡要比淋浴消耗體內能量大，減肥效果好。所以，有條件選擇池浴的肥胖Lady，最好選擇池浴。

讓我們跟著熱水瘦身的步驟來一起試試吧：

● 第一步：用溫熱水淋濕全身。這既可以濕潤皮膚，還能減輕沐浴時對心臟的負擔，這對於肥胖者是必要的；然後將全身用浴皂或浴液簡單地擦洗一遍。

● 第二步：正式進行熱水浴。使水溫保持在四十到四十三度（根據季節變化可不同），坐入水中三分鐘，最好是全身都浸到水中，只露出頭部。然後再離開熱水待三分鐘。如此重複三至四次。入水時，大量出汗；出水時，汗水減少。在這過程中，體內過剩的熱量得到消耗。

● 第三步：做一些輔助動作。坐在熱水中，可以對腹部、腰部、腿部等處的贅肉做些擠壓按摩；離開熱水時，可以做穴位指壓，要保持安靜的環境，在等待汗水漸乾的過程中，儘量調節一下呼吸。

● 第四步：洗臉、洗全身。被熱水浸泡過的肌膚十分柔軟，污垢也很容易擦洗乾淨。擦洗的同時，用浴刷進行全身按摩，對脂肪多的部位及皮膚老化、乾硬的部位，多刷擦片刻，這樣有較好的減肥、美膚效果。當然，你要有些按摩和穴位的知識才好。如

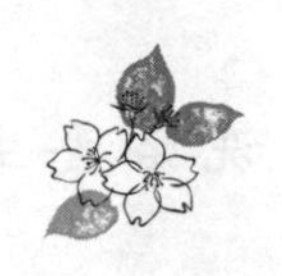

果你能結合其他方法全方位瘦身，相信效果會更好。在這個過程中，可請另一半幫忙；如果能一起減肥，相互按摩就更好了。

● 第五步：按摩完畢，再次坐入浴盆，閉目養神片刻，等全身疲勞、不適感得到消除後再走出浴盆，用清潔的溫水沖洗一下身體；堅持用這種方法進行瘦身，一般一周可減去體重五百克左右。

熱水浴結束，是不是覺得輕鬆了許多呢？日子久了，步履也輕盈了！為了美麗的身材，你只不過多用點時間，根本談不上別的什麼成本，不但節省了大量的減肥藥或減肥訓練的開支。可能還會讓夫妻生活更有情趣，何樂而不為呢？

空氣浴——戶外的享受

忙碌了一天，回到家，最想做的事情就是脫掉衣服，讓自己放鬆一下，其實這不僅僅是脫掉束縛，它還有個更文氣的名字——空氣浴。像這樣將皮膚裸露在空氣中，或者早晨起床後習慣打開窗戶，或者到室外散散步等，都屬於空氣浴的範疇。

空氣浴就是利用自然空氣的力量來鍛煉身體。人體的皮膚也是有生命節律的，皮膚毛孔按照陰陽的開合規律而開合，皮膚汗孔也需要呼吸吐納、新陳代謝。在日常生活中，人們習慣了衣物重裹的生活方式，全身毛孔都在嚴密的包裹之中，已經處於呼吸困難狀態了，如果加上外界環境中的粉塵、人體代謝的油脂和脫落細胞、汗液、衣服中的纖維對毛孔的阻塞，你的皮膚實際上是處於一個相對封閉的環境中，許多皮膚病就是在這樣的情況下產生的，而你自己卻還渾然不知吧？

空氣浴的方法非常簡便，無須本錢，讓肌體儘量多地接觸新鮮空氣即可。空氣浴讓

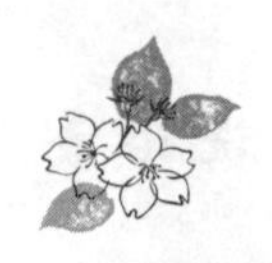

體表裸露或者裸露在特定的空氣環境中，利用大氣中的物理和化學成分對人體的作用，讓人體反覆地接受低於體表溫度的涼冷空氣刺激，以增強機體的體溫調節功能和對外界氣溫急劇變化的應激能力。

脫去衣服進行空氣浴，這層被體溫烤溫了的空氣層就很快離開人體，體溫也就立刻以傳導、對流和輻射的方式向四周散熱。包圍身體的冷空氣又被身體烤熱。熱空氣因分子運動快，又迅速離開人體，如此循環不斷。因此空氣浴鍛煉的作用，主要是運用氣溫和皮膚濕度之間的差異，形成刺激，使體溫調節機能更加完善，更好地適應外界環境的變化。

如果外界氣溫低，作用時間就更長，刺激性就越大。機體為了維持溫度平衡，通過神經反射，體溫調節機能隨之活躍，產熱加強，散熱減弱。經過反覆的堅持鍛煉，體溫調節機能會訓練得日趨完善，對防治鼻炎、氣管炎、支氣管哮喘、冠心病、神經衰弱等都有一定作用。

另外，新鮮空氣中的氧氣豐富，負離子濃度高，能改善血液循環，加快新陳代謝，增強機體的抗病能力，能預防種種呼吸系統與心血管系統的疾病。

每項運動，無論大小難易，都需要一定的條件，或者說在諸多環境中必然會有一個最佳的環境。而進行空氣浴的最佳環境是樹多近水處，應選擇到空氣潔淨新鮮的處所，如山村、田野、樹林、河邊、湖邊等處，這些都是十分理想的地點。這些地方空氣含氧量豐富，負離子數較多，而且日光散射的紫外線亦多。除了氣溫刺激效應外，這些化學物質也能使人精神振奮，心曠神怡。

空氣浴的健身者在服裝上沒有太大的要求，只要身著短褲短衣，在戶外或在通風良好的室內接受空氣浴，一般配合適量的體育活動，還可以利用上下班路上，盡可能地穿比較單薄的衣服，接受冷空氣浴。

清晨，空氣浴令您神清氣爽；夜晚，空氣浴助您睡眠。既然皮膚這麼需要空氣的撫慰，而空氣又是身邊隨時可享受的東西，並且還有那麼多想不到的神奇療效，您還在等什麼呢？無論工作如何忙碌，無論在什麼季節，都應力爭每週或每月為自己安排一次郊遊，或到綠樹成蔭、花草叢生的公園中去遊玩、散步。

讓我們走出高樓大廈的庇護，走到大自然中去沐浴空氣浴吧！

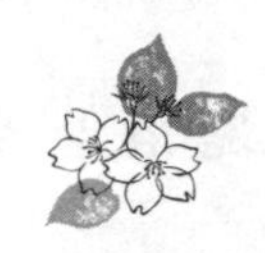

日光浴——讓你和陽光做朋友

關於日光浴，有個經典的笑話：一個漁夫每天打夠當天吃的魚後就在海灘上曬太陽。有一個路人實在看不下，就建議他多捕幾條魚，因為「魚多就可以成為富有的人，可以不愁吃穿，可以當大老闆，可以……可以什麼都不用做不用想，不愁吃穿，每天就在那裡優哉遊哉曬太陽！」那個漁人耐心聽完路人的暢想後，問他：「你以為我現在在幹什麼？」

通過這個笑話不難看出，日光浴並非單純的是我們所說的「曬」，而是一種享受，它不僅能鍛煉人的身體，還能起到治療疾病的目的。日光浴對於肥胖症、風濕及類風濕性關節炎、慢性氣管炎、營養不良、糖尿病、神經衰弱、濕疹、貧血、慢性皮膚病，都有很好的輔助治療作用。

歐洲人就特別喜歡日光浴，可以說到了狂熱的地步，尤其是冬天，海灘上到處是享受日光浴的人。在國內，如果路邊草地上躺一個人，你會覺得這傢伙八成是個神經病。

但在國外，人家很可能是在那裡享受日光浴呢。在法國大部分時間為陰雨多雲天氣，連續的晴天麗日很少。正因為如此，陽光就顯得格外寶貴，法蘭西人因此對陽光生出一種特別的感情。在巴黎，每逢風和日麗的天氣，幾乎所有大街兩旁的人行道和咖啡館的椅子上，都坐滿了懶洋洋的男女，他們有的談情說愛，有的喝咖啡聊天，有的則什麼也不幹，只是靜靜地沐浴著金色的陽光，臉上洋溢幸福的表情。巴黎的大街上和公園裡都放置著許多草綠色長椅，供遊人休閒。於是它們便成了法國人享受陽光的場所。而這種舉城曬日光浴現象，也就成了巴黎特有的一道風景。

俗話說「陽光照不到的地方是醫生常去的地方」，可見日光浴對身體的益處非常之多。其過程主要是利用陽光中紫外線的生化作用和紅外線的溫熱作用來對人體產生有利的影響。紫外線能將皮膚中的去氧固醇變成維生素D，能促進鈣、磷的吸收和利用，對小兒佝僂病、老年骨質疏鬆症等也有防治作用。紫外線還能殺滅皮膚表面的病毒、病菌、防止病源的侵入並能消炎止痛，提高機體的免疫力。紅外線能提高局部溫度，擴張血管，能使血流通暢，改善血液循環，促進新陳代謝和組織再生，增加氧氣的吸收利用，對防治冠心病、支氣管炎大有裨益。紅外線還具有興奮神經、加強內臟器官的活動、提高記憶力、增進食欲等功效。

日光浴的方法非常簡單。只要天氣晴朗，陽光充足，即可在室外或陽臺上進行，如

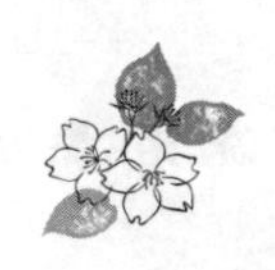

果有條件最好選擇在空氣清新、沒有塵埃的海、河、野外草地或沙灘進行。凡事都具有兩面性，日光浴也不例外，它是一把雙刃劍，既可以給你快樂，不當的沐浴方法也會給你的身體造成傷害。因此，正確的方法去享受日光浴很重要。

怎樣才是正確的方法呢？日光浴可以根據自身情況選擇局部浴和全浴。

全身日光浴：一般採取臥躺姿勢，暴露全身，按俯臥、仰臥的順序照射。頭部要用草帽或太陽傘遮蓋，戴太陽鏡。照射時間以三十分鐘左右為宜。

局部日光浴：將需要的部位暴露於日光，其餘部位用白布單蓋上。日光浴一般不要照射頭部，應戴上草帽或用太陽傘遮擋，最好戴上太陽鏡，以防太陽輻射損傷眼睛。一般以臥躺姿勢為佳。日照時間夏季可選擇上午九到十點之間，其他季節可移到十點以後，以每次照射以三十分鐘左右為宜。夏季氣溫高於三十度，就不宜再進行日光浴了。

進行日光浴一定要把握尺度，否則也會有害處。若日光浴過程中皮膚顯著變紅、疼痛，表明照射過量，應停止照射；若出現頭暈、眼花、耳鳴、噁心等症狀應立即停止日光照射，到涼爽地方休息。

日光浴後，回到陰涼的地方靜臥五到十分鐘，然後最好再進行水浴。

這樣一整套的方法及注意事項，對您有沒有幫助呢？如果您已經充分地掌握了，那麼不要耽誤時間，開始進行日光浴吧！

鮮花浴——讓你貌美如花

鮮花——美麗的代名詞。情人節、生日、看望病人，很多情況，我們都會選擇用鮮花來表達內心的祝福；然而，我們只注意到了鮮花本身的美麗芳香，卻不知鮮花可以為我們帶來漂亮！

漂在水面的花瓣，色彩鮮豔，芳香醉人；泡在鮮花池中，神清氣爽，花蜜養顏，此稱為「鮮花浴」。鮮花浴是通過浴水中鮮花藥力作用於肌膚，使腠理疏通，氣血流暢，從而達到美顏悅色的目的。

埃及豔后克莉奧佩特拉美貌絕倫，據考證，她每日都用御醫專門為她精心配製的鮮花精華按摩、浸浴，滋潤養護身體肌膚，舒緩身心，使自己的肌膚每天都光彩照人。無獨有偶，中國古代四大美女之一的楊貴妃，也是每日浸泡鮮花浴，把自己保養得千嬌百媚。

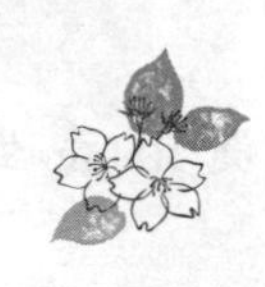

所以說，鮮花確實具有美顏的功效，並且已有科學研究證明，面部皮膚老化的主要原因是角質細胞、真皮、皮下組織缺水，從而出現角化、脫皮、皺紋。而花浴療法選用菊花、金銀花等鮮花，輔以人參、靈芝、當歸、白芷、益母草、珍珠等具有美容作用的中藥，既可以治療面部疾病，同時又可以補充皮膚的水分，營養肌膚，清除已壞死的表皮細胞，利用汗腺和皮脂腺的分泌，改善頭、面部血液循環，增強皮膚彈性，防止皮膚過早鬆弛。

那麼，怎樣享受鮮花浴帶來的舒爽和愜意呢？下面介紹幾種較為簡單易行的鮮花浴方法。

菊花浴

取菊花適量，煎汁去渣，加入浴水中，洗泡二十分鐘左右，再用水洗淨。此浴有解暑、明目、清火、醒腦之功效，最宜腦力勞動者洗浴。

菊花蜜浴

把菊花放入水中煮開，去渣，加數滴蜂蜜，兌入水中沐浴，叫菊花蜜浴。長期用此法洗浴可令皮膚光潔、細緻，並消除皺紋，爽利精神。這一沐浴原理是因為菊花中的藍油煙具有鎮靜、鬆弛神經、恢復精力的作用。（**此外，菊花蜜浴還能消除體臭。**）

玫瑰花浴

把玫瑰花放在水裡煮十分鐘，過濾去渣，混入洗澡水，再加入兩匙蜂蜜，可以幫助收緊毛孔，光潔肌膚，消除小皺紋。

玫瑰油浴

取乾玫瑰廿五克（**或鮮玫瑰花五十克**），麻油一碗。將玫瑰花放入油中煮約十分鐘，待冷卻後用瓶子貯存。每次沐浴取兩茶匙放入浴水中。經常用此法沐浴，除能使皮膚潤滑外，還能收縮毛孔，使皮膚細緻並減少過敏。

花瓣沐浴片

替代香皂、沐浴露，既可洗手、洗臉也可沐浴。在浴缸中撒入幾片沐浴片，五彩沐浴片伴以誘人的清香，入浴享受鮮花沐浴之感覺，令您沐浴心曠神怡，更添情趣。

金銀花浴

取金銀花適量，煎水，濾汁後兌入浴水，洗泡二十分鐘左右，再沖洗乾淨，浴後肌

膚涼爽舒暢，且治痱效果理想。

花水浴

在阿根廷流行「花水浴」。入浴前將花撒於水面，洗浴時用花瓣揉搓面部和軀體，既潔身除垢，殺死細菌，還能滋潤皮膚，防治皮膚病。

雖然我們這裡只介紹了七種簡單的鮮花沐浴方法，但還有很多花的美容美膚效果也不容忽視。比如桃花就有「浸用桃花一百日，夫妻相見不相識」的美譽，茉莉花香能使情緒放鬆、平緩，香草花香更能使情緒興奮……鮮花在改善肌膚的同時，還悄悄地改善著情緒，使沐浴成為一種身體和精神的雙重享受。

泡澡——告別「游泳圈」

夏季，約上一兩個好友，到海邊戲水、沐浴陽光，多麼令人享受啊。然而不少人卻有難言之隱——不敢穿泳衣，不會游泳的人需要游泳圈，而有些人卻想甩掉身上的天然「游泳圈」。

中醫師表示，媽媽們要改善腰腹肥的問題，除了可以運用中醫針灸、服食中藥等方式減肥，也可以嘗試以「泡澡」作為輔助療法，同樣能幫助瘦身。

我們都知道洗澡能夠清潔身體，驅除疲勞，卻不知道如果洗澡洗對方法，對減肥也有幫助。一般而言，泡熱水澡平均三十分鐘所消耗的熱量，相當於慢跑一千米，不過，泡澡的效果還是要視當時的水溫及浸泡時間而定，水溫及浸泡的時間不同，所消耗的熱量也有差異。

泡澡的好處數不勝數，泡澡可以讓血管擴張，使血液循環良好，並且可以增強身體

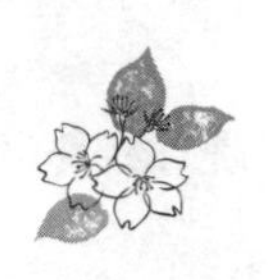

的代謝功能，排出身體多餘的水分及廢物。此外，泡澡更可以借身體的溫熱排汗，來達到減肥的效果，同時還可以讓脂肪軟化。

泡澡的好處雖然多，方法及要求自然也會有一些。使用泡澡方式來輔助減肥，簡單經濟，頻率至少一個禮拜要泡三次澡，每次所泡的時間要足夠，最好泡到身體出汗。泡澡時的水溫要看每個人對溫度的耐受度，有人只能忍受溫度介於三十八度至四十三度的水，有人則能忍耐溫度達四十五度的高溫。不過，通常泡澡時水溫應介於三十八度至四十三度，但是如果為求速效，泡太熱的水，汗一下子出太多，很可能會昏倒，須特別小心。

中醫師表示，如果在泡澡的水中加入減肥催化劑，例如精油、粗鹽、辛溫藥材及中藥的潤膚發汗藥材，瘦身的效果更好。

泡澡好處雖然多，但泡澡也不一定適合每個人、每個時間。如果皮膚受傷、剛吃飽飯、月經期及罹患心臟病、高血壓，則不適宜泡澡。如果要泡澡，最好在吃飽飯後一個小時再泡，以免影響消化。

好的時間，並且在身體狀況允許的情況下，經常泡澡能夠有助於減肥，幫助我們甩掉「游泳圈」。

沐浴要隨季節走

洗澡——每一天都要進行，很多人已經將它作為一種習慣。然而不同的季節，有不同的沐浴方法，因為人體對氣候的適應性不同。在此，我們以冬夏兩季為例。

很多人不願意過夏季，又熱，又容易曬黑，尤其對於愛美的女士來說。夏季天氣炎熱，溫度比較高，人在出汗之後不易蒸發，衣服黏在皮膚上，既不舒服，又容易弄髒身體。汗水和污垢混雜在一起，會把皮膚覆蓋住，使之散熱反應降低，人就覺得特別熱。為了保持皮膚的乾爽，所以每天都要洗澡。

現在由於空調的普及，住房條件和工作、學習環境都大大改善，許多人在盛夏並不感到炎熱，不再有汗流浹背的體驗。當你在空調的環境中待久了，就會覺得疲乏無力，這是因為沒有自然的體溫調節的緣故，這樣還容易生病。這時如果洗個熱水澡，讓身體出出汗，疲勞就會隨之消失，你馬上又精神抖擻、充滿活力了。

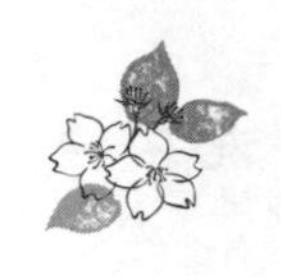

洗熱水澡的溫度也有一定的要求，夏季氣溫雖然高，但洗澡的水溫卻不一定太低，尤其是出了汗後，宜洗水溫在四十二度左右的熱水浴。因為熱水浴能充分擴張皮膚的血管，在清除汗水和污垢的同時，大量的熱量得以散發。因此，夏季洗熱水浴給人以涼爽、舒適的感受，不過時間不宜過長。

說完夏季，我們來說說冬季。冬季洗澡水溫也要控制好。因為冬季天氣寒冷，皮膚血管收縮，代謝功能降低，面頰、耳朵、手、腳等處由於血液循環不暢，容易皸裂或生凍瘡，皮膚變得十分乾燥。為了抵禦外界嚴寒的逼迫，人體內部積極動員起來，加快了熱量的生產。在這樣的狀況下，人體各個器官都很緊張，甚至處於疲勞的狀態。冬季沐浴，便是一種讓人體緩和緊張、消除疲勞的有效措施。

無論是夏季還是冬季，沐浴都要以安全為首要目的。尤其是冬季沐浴，必須注意安全。因為人從寒冷的環境中突然進入溫度很高的浴水中洗澡，溫差太大，心臟的負擔突然加重，有人會出現臉色變白、直冒冷汗的情況。因此，在冬季洗澡，首先要使浴室升溫，然後再脫衣入浴。水溫不宜太高，也不宜太低，通常保持在四十至四十三比較合適。在這樣的水溫中洗澡，身體會逐漸暖和起來，皮膚血管漸漸擴張，促進了血液循環，加快了新陳代謝，這對維持機體健康和保持皮膚健美都很有效。

洗澡好處多，只要掌握好了方法，就一定能夠達到養生健身的目的。

女性沐浴健美法

沐浴除了能清潔身體外，還能有效地預防疾病，促進身體的養生健康。但是，也許您從來不會想到，沐浴還能健美。美容健美專家為女性提供了一套沐浴美容健美法，利用擺脫衣服束縛的機會，對全身肌膚做一次清潔、保養，並增加全身曲線美。其原理是用水、手和工具對乳房進行衝擊和按摩，加強那裡的新陳代謝和血液循環，並使那裡的組織發生形體的變化，從而達到健美的要求。

不同的浴水溫度，對身體有不同的功效。浴水的溫度，應在四十度左右，較人體溫度略高為宜。入浴前和沐浴後必須喝一杯水，這是沐浴健美鍛煉的必要步驟，也是沐浴美容健美成功的秘訣。原因是，沐浴時往往會流汗，使體內水分減少，故須飲水加以補充；再者，通過飲水能促使洗澡時發汗，有利於體內的新陳代謝。

社會進步，人們生活中健身美容的小竅門也不斷增多，時下就流行一種方法，叫

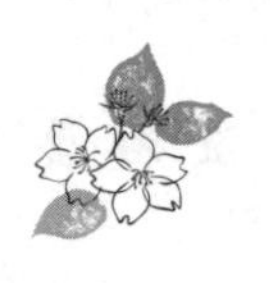

做「使乳房充滿魅力法」。即每天沐浴時，用冷水噴灑乳房，讓噴出的水按順時針方向轉動，構成涼爽的水浪，對乳房起到增加血液循環、加強不同程度按摩的作用。還有一法，沐浴時用含有植物胚胎、纖維質的按摩劑，圍繞乳暈進行單方的環形按摩，由肩胛骨開始，雙手朝各自方向運動，然後由乳頭開始，摩擦到胸前領口部位，從而使乳房更加有彈性。

當然，無論什麼健美方法，只要到專門的店面去做，費用就會增多，很多人也就不願意去嘗試了。這裡，我們介紹一些在家沐浴便可以健美的方法，供您參考。

首先，浴室最好是選擇有冷、暖水管噴頭和浴缸的洗澡間。然後，先用棉紗手套擦洗全身，使全身發熱。再進入浴缸，先用手對乳房進行按摩。持刷子自乳房內側，沿著乳房下方的線條，畫弧形般往外側刷洗乳房。開大水龍頭，自乳房內側，沿著乳房下方的線條，畫弧形般往外側沖洗乳房。

針對不同的乳房缺點，我們有很多解決辦法。如果乳房過小，可用毛巾交替做冷敷和熱敷，十分鐘交換一次。如果乳房過大，則用冷水沖浴。如果乳房下垂或為防止乳房下垂，最好用淋浴噴頭從乳房下部往上沖，並環形地摩擦乳頭周圍，藉以增強組織張力，使乳房堅挺。將海藻浸泡在水中進行洗浴，把海藻切碎，放入紗布袋中，用來揩擦乳房。浴後抹上滋養霜，並用手輕輕按摩十分鐘，可以促進局部血液循環，使皮膚光滑潤澤並有彈性，防止胸部皮膚的衰老、鬆弛，也可用冷毛巾輕輕揩抹，使肌膚收縮。

沐浴健美除了能夠美化乳房，還能夠使肌膚細膩。每天沐浴時，把黃酒一升放入洗澡水中，連續洗兩星期，皮膚自然變得細膩白淨。沐浴時如用美玉摩擦全身則更妙，會使肌膚滑潤如玉。另外，在洗澡水中加點醋或橘皮或沖泡茶水浸身，沐浴的效果亦清爽舒適；橘皮含有揮發性芳香油，成分為檸檬酸等，在洗澡水中加點橘皮有利皮膚健康；茶葉的主要成分有咖啡因、茶鹼、鞣酸，用茶葉浸泡全身，其有護膚功效，可令皮膚變得光滑柔嫩。這種方法稱作「肌膚細膩法」。

其實，我們只是說了沐浴健美的一部分方法，還有很多有待我們去發現。正所謂科學源於生活，不妨自己實驗，從實踐中得真知。

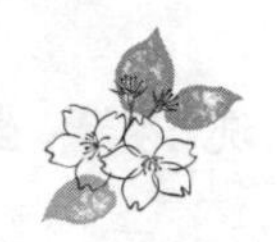

遠離沐浴誤區

洗澡頻率

一些人對於洗澡上存在著許多誤區，他們認為洗得越勤，洗得越乾淨，就越有利於健康。因此，每隔一至二天，甚至每天數次洗澡。結果，有人患了皮膚乾燥、瘙癢症；有的皮膚失去光澤，甚至出現皸裂。還有的老年人，本來皮膚就比較乾燥，出現瘙癢，卻認為是皮膚不乾淨所致，每天用熱水甚至鹽水洗，使皮膚神經末梢受到刺激，結果加重了瘙癢。因此，洗澡不宜過度，冬季一周左右洗一次就可以了，即使在炎熱的夏季，出汗較多時，也只需略沖洗一下，洗去汗漬即可。

浴時水溫

有人認為洗澡用熱水能夠排消疲勞，有人認為洗澡用冷水能夠抵抗感冒，其實，用什麼溫度的水因人而異。因為冷水浴可以收縮血管、促進血液循環，所以建議不要用過熱的水。太熱的水溫，不但不能鬆弛精神，反而會心跳加快、氣短，嚴重的甚至會因缺氧而暈倒。水溫在你可以接受的程度稍微冷一些，可以使皮膚毛孔收縮，變得堅實而細滑。相反，熱水使皮膚較早鬆弛。

搓澡巾的選擇

近年來，尼龍搓澡巾悄然興起並很快風靡城鄉。然而，科學調查表明，除了方便外，尼龍搓澡巾對皮膚健康幾乎沒有什麼益處。首先，搓澡巾粗糙的表面可直接損傷皮膚。其次，使用搓澡巾，還可傳播一些皮膚傳染病。當皮膚的保護作用減弱或有微小破損時，病毒就鑽入皮膚引起一個個瘙癢的丘疹。這些丘疹內有病毒存在，一旦被抓破或搓破，病毒就會傳播開來，引起更多的皮疹。據調查，使用搓澡巾的人患這種病的機會要比不使用的人高四至十倍。因此要慎用或不用尼龍搓澡巾，即使用，也不能全家共用一個搓澡巾。

搓澡頻率及程度

搓澡是洗澡過程中必不可少的環節，然而搓澡的目的是去除堆積在皮膚表面的老化角質，每天洗淋浴的人不需要經常搓澡，但至少要兩周搓一次澡。疏於搓澡會使皮膚表

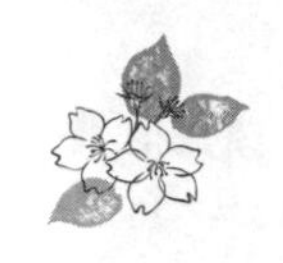

面堆積死去細胞，產生角質，加劇皮膚的老化。搓澡時應只搓掉皮膚表面的黑色污垢，搓到起白色污垢的時候應終止搓澡，塗抹潤膚液或保濕乳。

沐浴時間

洗澡是一種享受，因此人們喜歡洗澡，甚至覺得時間越長越好。隨著冬天的來臨，不少人愛去澡堂泡熱水澡，但是，專家認為泡熱水澡的時間不宜過長。經測定，在淋浴中有百分之五十的三氯甲烷和百分之八十的三氯乙烷變成蒸汽；盆浴時，這兩種物質變成蒸汽的成分也分別達到百分之廿五和四十。淋浴時間越長，空氣中蒸發的有毒物質也就越多，其含量也就越高。因此，洗澡時間不宜拖得過長，以免發生意外。

冷水浴不宜女性健康

部分女性存在著認識誤區，認為洗冷水澡有益健康，並且一年四季堅持不斷。殊不知，對女性來說，洗冷水澡會讓一些婦科疾病乘機「沾」上身。洗冷水澡，因為水溫過低，人體會感到寒冷，產生一系列應激反應，如心跳加快、血壓升高、肌肉收縮、神經緊張等，特別是在經期、哺乳期、懷孕期的女性，冷水刺激會引起多種婦科疾病，嚴重的對女性以後懷孕、生理健康都有一定的影響。

護膚和美膚屬天方夜譚

許多產品宣傳能給皮膚補充礦物質、維生素、天然藥物精華，使皮膚美白、有彈性、減肥等，其實，沐浴劑護膚功能主要是補充因去汙流失的脂質，大部分沐浴劑的美膚功能微乎其微。試想，我們喝礦泉水，服維生素，吃減肥藥都未必有效；沐浴時，浴液停留一會皮膚就能吸收，那皮膚就得中毒了。如果確有美膚需要，應請教美容專家。

冬天洗澡由腳開始

冬天洗澡，室內的溫度較冷時，身上也是涼的，因此直接淋浴身體，會產生一種刺激，它不像夏天洗澡，水一開花灑當頭淋，十分簡單舒服；冬天時，突然而來的熱水會令心臟負荷加重。所以最好先濕濕腳，讓腳部先適應水溫，再慢慢往身體上潑水，才開始洗澡。

饑不洗澡

有句「饑不洗澡」的諺語。若從衛生角度來分析，這句俗語頗含科學之道。

「饑不洗澡」（**主要指浸浴**），就是說在空腹、饑餓時節不宜去洗澡。這是因為浴

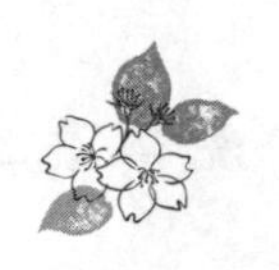

室內的溫度較高，用溫水洗澡時身體皮膚血管擴張；隨著高溫又使肌體出汗過多，這樣勢必大量散熱，而使體內消耗較多的能量，在空腹饑餓的狀況下，就容易發生低血壓、頭暈、頭昏、眼花、大量出虛汗、心悸、手抖等一系列症狀，嚴重者甚至血壓下降和暈厥。但是，如果吃得過飽時去洗澡同樣也不好，因為當飯飽胃腸中充滿的食物需要大量的血液去說明消化，若在飯後馬上就去洗澡，也會使周圍皮膚血管擴張，血液流向體表，這樣胃腸道血液就減少了，不利於食物的消化。因此有關專家認為，洗澡最好是選擇在餐後的一至二小時比較適宜。

沐浴後不宜立即化妝

沖個熱水澡、穿衣、化妝、出門，這是很多女性常進行的一系列動作，而這個時間一般不超過一個小時，也就是說，化妝是在一個小時內完成的。如此便大錯特錯，洗澡後不宜立即化妝，沐浴對人體的自律神經、內分泌系統、皮膚的酸鹼度、皮膚溫度、酸化還原能力，以及皮膚的水分量和發汗量等都有影響。皮膚的酸鹼度可防止細菌入侵，即沐浴的水溫、水質、濕度會使皮膚的酸鹼度改變，特別是洗熱水澡後的十分鐘內，改變量更大，所以此刻不宜化妝，否則會因對皮膚的強烈刺激而產生不良影響。一小時後皮膚酸鹼度恢復原狀，此時化妝效果更佳。

運動後的沐浴

運動可以健身，但是激烈運動之後皮膚因出現很多汗會變得黏糊糊，身體發熱。這時候不應往身上澆水，應先喝冰鎮的飲料或涼開水，散發掉身上的熱量，然後再用微溫的水洗澡（**五分鐘以上**）。很多人在運動之後只是用水匆匆沖一下，因沐浴時間太短，根本起不到作用。

高檔昂貴是誤區

人們買東西時認為「貴的就是好的」。有些人沒有方便的沐浴條件，一周才能洗一次，於是花錢買很高檔的沐浴劑，以求徹底清潔。實際上越高檔、昂貴、時尚的沐浴劑，添加的護膚成分越多，去汗力越弱，是針對每天洗澡甚至早晚都洗澡的人的。三天以上洗一次澡的人，可選擇中檔沐浴劑。一周左右洗一次澡的，可選擇低檔沐浴劑，必要時可用香皂去汗。

天然沐浴不可信

我們現在看到最常見的宣傳就是：天然成分既可以洗頭又可以沐浴，既可以兒童用

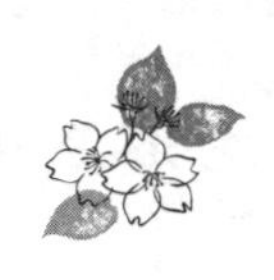

又可以成人用，既可用於花灑浴又可用於泡泡浴。似乎天然的就是多功能的。

其實，純天然現代商品基本上不可能做到純天然，只能說我們追求天然成分多一些，更加重視環境、資源和健康。商業包裝得越天然的，可能越不天然。比如只寫一兩種似是而非的「天然成分」，而不是按規範的主要成分標識。那些在外觀形色味上極像天然的往往是香精和色素。

例如浴液，通俗地說就是一種液體香皂，功能有二：潔膚加護膚，和洗面乳、香波同一類。但針對不同需要，去汙力不同，對口鼻眼刺激性要求不同，添加的保護成分也不一樣。如果不是出差攜帶不便，購買既洗髮又沐浴的浴液是沒有意義的。

再如兒童浴液是針對兒童的，往往成人也能用，但不解決成人皮膚的特殊問題，這類宣傳多半是廠家希望擴大購買客層。

還有在對洗滌劑能進行高泡低泡處理的情況下，靠泡沫來判斷去汙力並不可靠。喜歡外國電影上泡泡浴情調的人尤要注意，泡泡沐浴劑添加了泡沫促進劑。好的促進劑非常昂貴，沒必要把錢花在不實用的功能上，差的則對人不安全。

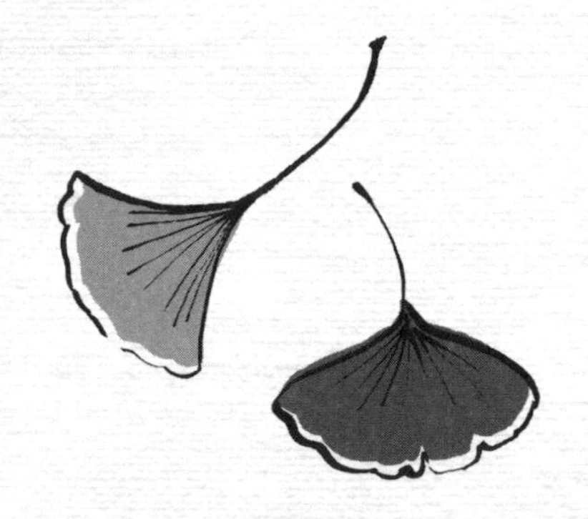

四季養生

「應天順時」養好身

春夏秋冬，四季輪迴更替。你覺得自己穿好了衣服，選好了健身時節，其實不然，季節裡的養生多而複雜，只有這裡才能給你答案。

乍暖還寒慎減衣

衣櫥裡春夏季的衣服光鮮亮麗，愛美的女士在沉寂了一個冬天之後，彷彿脫蛹而出的蝴蝶，急切地盼望換下顏色單一的羽絨服、皮大衣、呢子大衣，穿上夏裝。然而由於初春氣候多變，乍暖還寒，早晚溫差較大，且常有寒潮來襲，加上此時人體代謝功能較弱，不能迅速調節體溫，對外界適應抵抗能力較弱，如果衣著單薄，極易感染風寒。特別是體質較差的人，抗病力差，稍受風寒，會使血管痙攣，血液黏稠，血流速度減慢，引起臟器缺血，易發生感冒、肺炎、氣管炎、哮喘、中風、冠心病等疾病，危及健康。

有一句養生諺語叫做：「春捂秋凍，不生雜病。」說的就是早春季節不要急忙把棉衣脫掉，以免感染風寒；初秋來臨，也不要一下子穿得太多，以免氣候乍冷乍暖，反而易受涼。這是古往今來善於養生者都十分重視的保健經驗。古代醫書《攝生消息論》中也指出：「春天天氣寒暖不一，不可頓去棉衣。老人氣弱骨疏體怯，寒風易傷腠理，時

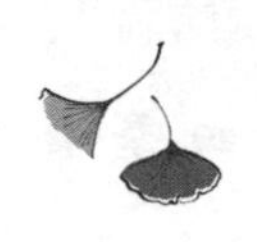

備夾衣，溫暖易之，一重減一重，不可暴去。」這就是說，棉衣不可過早脫去，多備幾件夾衣，隨天氣變化增減。

「春捂」既是順應陽氣生發養生的需要，也是預防疾病的自我保健良方。「春捂」得法，將會大大減少發病的機會。號稱「藥王」的醫家大家孫思邈指出「春天不可薄衣，令人傷寒、食不消，頭痛」，穿衣宜「下厚上薄」，以養陽收陰。這一科學的防寒保暖方法，有利於維護人體正氣，抵禦時邪。

研究表明，對體弱多病而需要春捂者來說，身上多餘的衣衫，隨著氣溫的回升總要減下來。而減得太快，就可能出現「一向單衫耐得凍，乍脫棉衣凍成病」。因為你沒有「捂」到位。十五度可以視為捂與不捂的臨界溫度。也就是說，當氣溫持續在十五度以上且相對穩定時，就可以不捂了。

醫學家發現，晝夜溫差大於八度時是該「捂」的信號。氣溫回冷需要加衣禦寒，即使此後氣溫回升了，也得再「捂」七天左右，體弱者或高齡老人要「捂」十四天以上身體才能適應。減得過快，有可能凍出病來。因為春天的氣溫變化無常，前一天還是春風和煦，春暖花開，剎那間則可能寒流湧動，「花開又被風吹落」，讓你回味冬日的寒冷。面對「孩子臉」似的春天，你得隨天氣的變化加減衣服。

實驗證明，感冒、消化不良，早在冷空氣到來之前便捷足先登，而青光眼、心肌梗塞、中風等在冷空氣過境時也會驟然增加。因此，春捂的最佳時機，應該在氣象臺預報冷空氣到來之前的廿四至四十八小時，再晚便是雨後送傘了。

因此，乍暖時節應該捂，並且要捂的足夠，捂的及時，讓那些漂亮的夏裝再等我們一些時間吧！

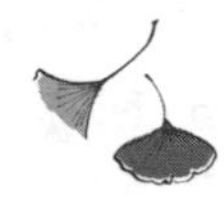

讓健康從春天開始

「春睏秋乏」這句老話已經廣為流傳。春天，人會變得無精打采、昏昏欲睡，因此有人稱其為「春天疲勞綜合征」。

要對付春睏，首先要採取一種積極應對的態度，情緒要保持開朗。在保證足夠睡眠的基礎上，要早起，並打開窗戶，注意室內空氣的流通，以減少二氧化碳，做些適合自己體質狀況的運動，進行適度的鍛煉；在飲食方面，要多吃新鮮蔬菜和水果，忌食油膩及不易消化吸收的食品，不能過多地飲酒，尤其是白酒。

春天隨著氣溫的回升，人體的各項生命活動及新陳代謝也會逐步加以調整，春天是調養、淨化身體的最佳時期之一。但是，由於春季的氣溫、氣壓、氣流等氣象因素變化無常，一些疾病的發生機率較高，應該積極地加以防範。

要特別說明的是，原來有心臟或腦血管病變的人，要注意心肌梗塞、出血性中風的發生；春天也是風濕性心臟病、精神病、關節炎、腎炎、哮喘及其他的一些過敏性疾患的易發季節，應該有針對性地加以預防。譬如，春天注意保暖、注意情緒的控制，並在醫生的指導下按時服藥及隨訪，對於預防心梗、中風、精神病的發生十分重要；外出戴口罩、忌食海腥蝦蟹等發物，多吃新鮮蔬菜等是預防過敏性疾患的重要保障。根據氣溫變化，適時地增減衣被，注意室內空氣的清潔，對於感冒、呼吸道疾病的防治也是必不可少的。

春天萬物吐芽開花，到處生機盎然，正所謂「一天之計在於晨，一年之計在於春」。所以，春季正是很多人執行一年中新的工作、學習計畫的新開端，因此，要保持有一個健康的體魄，除了制定合理的生活作息時間安排外，還要對春天飲食譜有一個合理安排。

具體可以注意以下幾點：早春時節，氣溫還偏低，不宜多吃黃瓜、冬瓜、綠豆芽等寒涼食性的蔬菜，可以適當地多吃一些蛋白質含量較多的瘦豬肉、雞肉、動物肝臟、牛奶、雞蛋、豆製品及蔥、薑、蒜、韭菜等溫性食物。仲春時節，不宜多吃油膩等不易消化的食物，可以多吃黃綠色的蔬菜水果，如菠菜、胡蘿蔔、花菜、油菜、薺菜、蕨菜、萵苣、藕等。而在暮春時節，飲食應以清淡為宜，適當吃一些含優質蛋白（**如牛奶、高蛋白**）的食物，可以適時煮食一些赤豆湯、綠豆米仁湯等，常喝綠茶，少吃牛、羊肉及辣椒、胡椒等熱性調料。

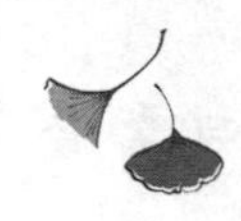

春風拂面多開窗

春天雖然來臨，但是依舊冷風拂面，所以，居室內門窗緊閉。這樣做雖然起到了保暖作用，但是由於空氣不對流，使室內空氣的清潔度下降而影響健康。

眾所周知，空氣是維持生命不可缺少的物質。成人每次呼吸的空氣為五百毫升左右，一小時呼出一千升氣體；在呼出的氣體中，二氧化碳占百分之四，一小時呼出二氧化碳四十升左右。又因門窗緊閉，二氧化碳將會更高，損害健康。

經常開窗，有利於新鮮空氣和絢麗的陽光進入室內，降低空氣中二氧化碳濃度，使人感到清新舒暢，不僅有益身體健康，還可提高學習和工作效率。此外，陽光還可以摧毀細菌、病毒賴以生長繁殖的「安樂窩」，太陽紫外線還可直接殺死部分病菌；同時可減少傢俱、衣服的發霉，防止塵蟎的滋生，減少過敏性哮喘的發生。讓我們能夠在這個雨水較多、流感、百日咳等傳染病細菌及病毒生長繁殖的春天，保證居室環境清潔衛生，身體健康！

綜上所述，夏季多開窗，呼吸新鮮空氣，不僅可以保證身體健康，還可以減少疾病的發生。但是，開窗也是要有時間選擇的。一般的家庭習慣於早晨起床後開窗換氣，其實，早晨是空氣污染的高峰期，地球每天有五百萬噸二氧化碳及有害氣體排入大氣層中。所以，開窗換氣，以上午九時至下午一時或下午二時至四時為最佳時間。此時，氣溫已升高，逆流層現象已消失，沉積在大氣低層的有害氣體已逐漸散去。

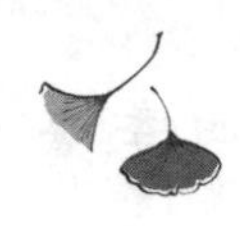

夏天飲食多吃「苦」

夏日氣候燥熱，以熱者涼之、燥者清之的原則，清燥解熱乃夏季養生之要道。中醫理論認為：「凡和，春多酸，夏多苦，秋多辛，冬多鹹……以甘養氣。」意思是說，但凡調配飲食，春天多酸味，夏天多苦味，秋天多辣味，冬天多鹹味……以甜味的食物滋養氣血。

苦能清熱健腎。因此，夏季在飲食上多吃點「苦」，對人們的保健是很有好處的。但是往往生活中，人們很難把「苦」和「補」聯繫起來，其實苦味食物中含有氨基酸、維生素、生物鹼、甙類、微量元素等，具有抗菌消炎、解熱去暑、提神醒腦、消除疲勞等多種醫療、保健功能。現代營養學家也認為，苦味食品可促進胃酸的分泌，增加胃酸濃度，從而增加食欲。帶苦味的食品中均含有一定的可可鹼和咖啡因，食用後醒腦，有舒適輕鬆的感覺，可使人們從夏日煩熱的心理狀態中鬆弛下來，從而恢復精力。

下面我們就介紹一些苦味食物，一年四季均應適當吃些，夏季尤為適宜：

絲瓜

性味苦甘，清涼微寒，瓜肉鮮嫩，做湯或炒肉均可，具有清熱化痰的作用。

芹菜

性味甘苦，微寒，具有清熱利濕，平肝涼血的作用。經常食用，對咳嗽多痰、牙痛、眼腫者有較好的輔助療效。芹菜還具有降低膽固醇和血壓的作用。用鮮芹菜加水煎劑，或用鮮芹菜以開水燙後絞取其汁，長期食用對高血壓、冠狀動脈硬化、心臟病患者都有明顯療效。

苦瓜

苦瓜性寒味苦，有降邪熱、解疲乏、清心明目、益氣壯陽之功。鮮苦瓜泡茶飲，對中暑發熱有一定的療效。苦瓜內含有一種活性蛋白質，能有效地啟動體內免疫細胞的生長，從而殺滅癌細胞，具有一定的抗癌作用。此外，它含有類似胰島素的物質，有顯著降低血糖的作用，被營養學家和醫學家推薦為糖尿病患者的理想食品。

萵筍

性味苦甘，微寒，具有清熱化痰、瀉火解毒、利氣寬胸的作用。胸膈煩熱、咳嗽痰多、煩悶食少、乳汁不通、大小便不利者長期食用都有效。對兒童來說，還能起到幫助長牙、換牙的作用。

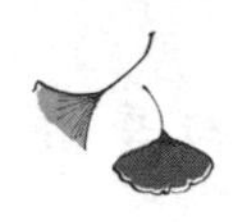

苦丁茶

具有清熱解毒、殺菌消痰、止咳化痰、健胃消積、提神醒腦、明目益思、減肥防癌和抗輻射、活血脈、降血脂、降低膽固醇等功效，為涼肝散血、止痛消炎良藥。

苦菜

含有豐富的維生素、礦物質、甘露醇、膽鹼、酒石酸等多種成分，有清熱、涼血、解毒等功效，對金黃色葡萄球菌、綠膿桿菌、大腸桿菌及白血病細胞有較強的抑制作用。

夏季飲食為了去火，應該多吃「苦」，不要因為難吃就不吃，我們應該以自己的身體健康為首要任務。

該出汗時就出汗

很多女孩為了美觀，每到夏季就進行一場「脫毛活動」。市場上的脫毛產品越來越多，品質也參差不齊，有的使用後會堵塞毛孔，使身體不能正常排汗，給身體造成很大的傷害。別小看這些汗腺，它們的作用很重要。

一個在高溫環境下做重體力勞動的人，如果這些小小汗腺罷工，或它們的功能無法發揮，或皮壞時（**如大面積嚴重燒傷**），人的體溫將會很快上升。如體溫升到四十一度以上，部分細胞質開始破壞，體溫調節中樞會喪失調節能力；升到四十三度，如不採取積極有效的搶救措施，幾小時內就會死亡。

從中醫角度來看，出汗的多少，直接反映人體健康與否。糖尿病患者出汗較少，但小便卻多；患肝硬化患者的汗液呈黃色並帶腥味。老年人半身出汗可能是中風的先兆；體質虛弱的人，睡眠時易盜汗；而在高燒出汗後，常常會導致體溫下降、四肢冷厥等症

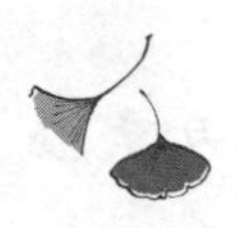

狀。血糖發作時，因血糖突然下降刺激交感神經興奮，釋放出大量腎上腺素，可導致病人面色蒼白、出冷汗、手足震顫等。甲亢，怕熱多汗是這一疾病的特徵之一，而且還表現為精神緊張、性格改變、煩躁不安、注意力不能集中、難以入睡等症狀。嗜鉻細胞瘤，常見的症狀就是淋漓多汗，出汗具有陣發性，有時也可以持續性出汗。

這樣看來，汗液對於健康的重要性不可忽略。所以說，脫毛膏就不能隨便用了，要保證人該出汗時就出汗。按照古代名醫張子和的醫術見解：內毒外排，祛邪安正，疾病自癒。汗腺不暢就喪失了一條重要排毒管道，也就失去一道免疫防病的重要防線。

然而，出汗過多也並非是一件好事。它可造成人體血液循環的流量減少，循環變慢，使得人體的散熱量減少，從而導致體溫升高。大量出汗的人很容易導致低鈣血症，表現為病人手足抽筋，肌肉抽搐。

長期鈣缺乏會導致成人患軟骨病，易骨折，以及經常腰背和腿部疼痛。因此，為了防止出汗後低血鈣，應該多吃含鈣的牛奶、乳製品、魚類、海產品及綠葉蔬菜等食物。在出汗多的情況下，不要光喝白開水，還要在飲水中加適量的鹽，或多吃稍帶鹹味的食物。

盛夏時分，汗流浹背是再常見不過的事情了。有些人對這些汗液很反感，所以會在第一時間擦去，其實這樣做並非有好處。因為汗液的蒸發是主要的散熱方式，如何珍惜汗液，如何使這一散熱方式得到最大限度的發揮，是很重要的。

如果能使汗液儘量在皮膚上慢慢蒸發，便可儘量多地吸收皮膚的熱量，以達到最大限度地發揮散熱作用。如果汗液滲出皮膚表面時，立即被擦掉或馬上流落下去，那麼，散熱作用就會減弱一些。

為使汗液儘量多地在皮膚上蒸發，應儘量避免立即擦去剛滲出來的汗液。在不影響雅觀的情況下，儘量增加肢體在空氣中的裸露面積。此外還可尋找或造成周圍空氣的流動；到空氣流通的陰涼地方，使汗液容易蒸發。

您知道嗎？汗液的成分百分之九十九是水，固體成分不到百分之一；這種固體成分中大部分是氯化鈉，還有少量的氯化鉀、尿素等。氯化鈉是人體不可缺少的物質。

暑天，出汗速度越快，汗液中氯化鈉的濃度便越高；出汗越多，氯化鈉丟失也就越多。這樣的大量丟失，將使體內的水和電解質造成紊亂，嚴重時可發生熱痙攣，甚至危及生命。

所以在暑天應盡可能地減少出汗，降低出汗速度。同時要加強營養，補充足夠的食鹽，包括多進食一些蔬菜、果瓜、鹹湯，必要時喝一些淡鹽水。汗腺也會疲勞，所以補充營養及食鹽，減少和調節它們的工作量是很重要的。保護汗腺的正常工作狀態和導管的通暢，還可防止生痱子。

出汗是一項有利健康的事情，但是不要以為出過汗隨便處理一下就好。正確的方法，應該是在大汗過後休息一會兒，待身上的汗液基本蒸發完了，再用溫熱水擦洗身體。這樣，一是溫熱水不會刺激汗腺，皮下血管也不會收縮；二是溫熱水比冷水蒸發得快，溫水擦洗後立即有一種涼爽的感覺；三是溫熱水的去汙效果好，易於洗掉皮膚上殘留的汗液及其帶出來的固體成分，以及皮膚上的灰塵等，這對皮膚的健康是有好處的。

莫誤夏季減肥好時光

人們有時會發現，夏季的體重往往比秋冬季要輕。有人認為，這種現象的產生，是由於夏季天氣炎熱，人們的胃口不好，所以飯量大打折扣，從而在無意間減肥。其實，肥胖是由於攝取的能量超過消耗的熱量而引起的，即從食物中所攝取的熱量超出日常活動的消耗。人每日攝取的食物不論是碳水化合物、脂肪還是蛋白質，如有多餘的部分，就會在體內發生積蓄，這些積蓄主要被合成為人體的脂肪。難怪有人說，肥胖是吃出來的、躺出來的，這話一點不假。

照這樣看來，人們的那句民間解釋似乎有一定的道理，但是這也並不完全對。讓我們來看看具有科學依據的解釋吧。在夏季，由於天氣炎熱，人們活動時出汗增多、能量消耗大，脂肪細胞代謝也較快，自然肥胖程度也會有所改善。還有，夏天白晝時間較長，容易睡眠不足，體內的新陳代謝又旺盛，相對散發的熱量也增多；另一方面，夏季

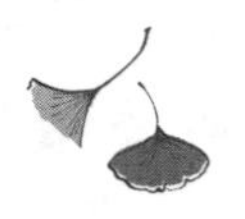

天氣悶熱，人們普遍食欲不振，較為喜歡攝取清淡的食物，而清淡的食物含熱量低。

肥胖者夏天體重減輕，主要是因為身體所散發的能量多於攝取的能量，因此，夏天是減肥的最佳時機。但是夏季減肥，一定要注意制訂科學的減肥計畫，包括藥物調理計畫、鍛煉計畫等；只有周密地計畫，夏季減肥才能有事半功倍的效果。

飲食計畫

飲食應以清淡為主。可以盡情盡興、大吃特吃新鮮水果和蔬菜（**不用擔心會發胖，因為水果和蔬菜能減少脂肪，增加複合碳水化合物**），以減少你對其他食物的需要。另外，對於減肥者來說，幸運的是炎熱的天氣會抑制食欲，由於並不覺得怎麼餓，常常不想吃飯。所以，如果想減肥，可以每天吃五次飯，每次吃的數量要少，時間要均勻，這樣就能起到減肥的作用。但是要切忌千萬不要節食，因為節食可減少體內能量的攝入，對身體不好。

藥物調理計畫

現在市面上減肥藥種類很多，不少人抱怨服用後效果不顯著或沒有效果，其實這是沒有對症下藥所致。根據世界衛生組織的定義，肥胖是一種慢性病。因此，對於每個想減肥的人來說，在準備減肥之前，首先要瞭解自己發胖的主要原因，以及最適合自己的減肥方法及藥物，並在專科醫生的指導下制訂減肥計畫。

鍛煉計畫

對於肥胖者來說，運動的最佳時間是早上九點之前和太陽落山之後。應選擇平緩的運動形式，如慢跑、游泳、做健身操等，每天堅持鍛煉一個小時，這樣不僅可以減掉多餘的肥肉，還有助於身體健康。

制訂了這樣一個減肥計畫，減肥會變得更容易，達到事半功倍的效果。但是除了這些，夏季減肥，還應注意飲食的調節，多吃一些低能量的減肥食品，如赤小豆、蘿蔔、竹筍、海帶、山楂、大蒜、辣椒等；同時堅持一定的運動，如跑步、體操、騎車等；鍛煉時應避免劇烈的運動，時間最好在上午九點之前，超過十點，烈日曝曬，不宜進行體育運動。身體條件好的肥胖者，在夏天可堅持游泳鍛煉，游泳的運動量較大，減肥的效果比較理想。

希望這些建議能夠還您一個完美身材，讓您在夏季也能穿得少，穿得漂亮，給別人帶來賞心悅目的效果。

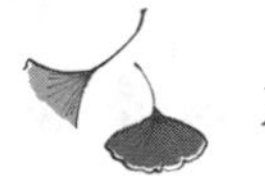

要涼爽，也要防空調病

衛生檢測人員曾對不同場所，包括辦公樓、旅館及賓館、商場、醫院，以及家庭的空調中微生物污染狀況進行了檢測，發現空調系統中微生物污染狀況對室內環境的影響較大。無論是中央空調、分體及櫃式空調，均能檢出細菌及黴菌；非中央空調過濾網與熱交換器的細菌與黴菌污染明顯高於中央空調。

通過對空調系統中的菌譜分析可知，空調系統中主要是蠟樣芽孢桿菌的污染，最高檢出達到百分之百；其次是黴菌、金黃色葡萄球菌，平均檢出水準在百分之十左右；軍團菌主要在過濾網，平均檢出水準在百分之五。

蠟樣芽孢桿菌是一種條件致病菌，主要會引起食物中毒。

金黃色葡萄球菌是一種致病的葡萄球菌，主要引起局部破損皮膚的化膿性感染，也可引起深部組織的化膿性感染。部分黴菌的菌絲、孢子及其代謝物是導致人體過敏的因素。

退伍軍人症是一種急性呼吸道傳染病，病死率較高，該病流行於夏秋季，常見的感染來源為污染的空調和供水系統，尤以中央空調冷卻循環水為最多。

有人可能會有疑問，空調產生的細菌之所以危害人的健康，是因為環境的密閉，或者是因為開空調的空間小；那麼在大一點的空間，或者空氣流通的場所吹空調，是不是就會避免這些問題呢？調查結果證實，在任何場所中，所有空調均不同程度地存在微生物污染，這些病原體對人體健康都有較大的潛在危害。

讓我們來解釋一下原因吧：因為室內的溫度適宜，病原體在空調機內大量繁殖，隨空調氣流的循環，被送到室內的每個角落，人長時間待在空調室內，就會感到頭暈、乏力、免疫力下降，嚴重者就會罹患呼吸道等疾病，即所謂的「空調病」。

一些發達國家，如日本、西歐等國，他們的空調每年至少清洗消毒一次，而華人國家則在近兩年剛剛開始。調查得知，大多數市民對空調的清洗消毒尚未引起足夠的重視，許多人誤認為只要把過濾網罩清洗一下，就算洗過空調了。其實，清洗空調主要是洗熱交換器，即蒸發器與冷凝器，最好由專業的技術人員、專用設備、專用空調清洗劑進行清洗。主要是用清洗劑先清除分解夾縫深處的污垢，再用清水清洗，最後消毒。只有這樣，才能達到消滅病原體的目的；而且清洗後的空調，製冷效果更佳，不僅使室內溫度適宜，又減少了空氣污染，保障了人體健康。

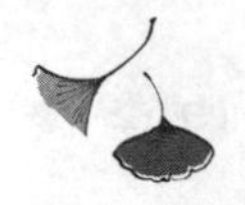

總而言之，自然的天氣對身體最有益，我們不要害怕出汗，如果使用空調成為一種必要時，那請定時清洗空調，謹防「空調病」。

秋季養生在於「調」

秋季對於愛美的人來說是個令人懊惱的季節，由於夏季的過度還不完全適應，所以皮膚乾燥、緊繃，甚至起皮脫屑，毛髮枯而無光澤，頭皮屑增多，口唇乾燥或裂口，鼻咽也燥得冒火，這就是人們常說的「秋燥」。

經研究發現，「秋燥」常常為多種病痛誘發之根源，秋季氣溫越來越低，人體的免疫力也隨之降低，尤其中老年人，容易舊病復發；人體的生理也要適應自然界的變化，若是體質虛弱，就難以適應這種變化。因此，秋季保健成為當務之急。

秋季保健的方法有很多，但是最為經典的要屬「調」。怎樣調？調什麼？下面我們來細說一下。

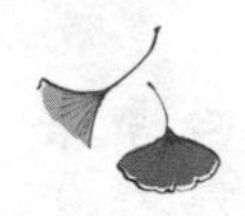

調養起居

秋季雖然氣候乾燥，但清晨卻是天高氣爽，空氣清新，是一日當中最為舒適的時候。因此，調養從清晨開始。早睡早起是好習慣，利於收斂神氣，使肺不受秋燥的損害，保持充沛的活力。此外，據有關專家對腦血栓等缺血性疾病發病時間進行的調查研究發現，此類疾病在秋季發病率較高，而發病時間多在長時間睡眠的後期。秋季適當早起，可縮短或減少血栓形成的機會，這對於預防腦血栓發病也有一定意義。

但是需要注意的是，秋季晝熱夜涼溫差較大，應隨時增減衣服，以防止秋涼感冒。為了提高人體在冬天的禦寒能力，呼吸道抵抗力較弱而易患氣管炎的人們，應特別進行秋季鍛煉，以保證機體順利地從夏熱與秋涼「接軌」，以提高人體對氣候變化的適應性與抗寒能力。

調理飲食

飲食調理對身體的保健至關重要，科學進食，由內而外地調養，這就是「食療」的功效。

秋燥我們已經介紹過，它的症狀是皮膚與口角乾燥、口舌生瘡、咳嗽、毛髮脫落等現象。當出現此種現象時，可適當服用些滋陰潤肺的補品或藥粥，如沙參、百合、銀耳、芝麻加粳米、冰糖適量煮粥，早晚服用，潤肺生津，養陰清燥。還要多補充水分及水溶性B群維生素和維生素C，多吃水果與綠葉蔬菜；不要過量吃瓜果，因為容易瀉肚又損傷脾胃；少用蔥、薑、蒜、韭菜、辣椒等溫燥熱食物，以防溫病熱症。

飲食除以酸為主外，還須提醒的是，夏季過後，暑氣消退，人們的食欲普遍增強，加上秋收時候食物品種豐富，貪食的人們千萬要管住自己的嘴巴，以免傷及腸胃。

調氣養生

人們都知道，憂鬱的情緒變化，會對身體健康產生不良影響。但是有時候就是無法避免，秋冬季節寒風蕭瑟，多少使人觸景生情，尤其老年人，垂暮之感使得情緒低落。擺脫氣候帶來的情緒變換，應該調整好自身的精神狀態，時刻保持樂觀向上的心態。

調護運動

夏天進行體育鍛煉，有人覺得未免太熱了；金秋時節是開展各種運動鍛煉的好時期，所以不要再懶了，開始行動吧。人們可以根據個人的具體情況選擇不同的鍛煉專案，運動量不宜太大，也不宜太劇烈。如郊遊登山是一項適宜秋季的鍛煉項目，不僅增強人體的呼吸和血液循環功能，也使得人的肺活量及心臟的收縮力增大。

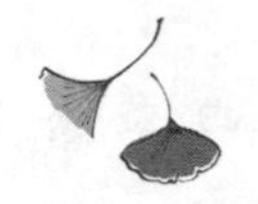

秋季穿衣說法多

您聽說過「衣領病」嗎？衣領病又叫「衣領綜合征」，醫學上稱之為「頸動脈竇綜合征」。導致這種症狀的原因，主要是高領或領帶過緊壓迫了頸動脈，從而引起血壓快速下降和心率過快，致使腦部供血迅速減少，以至出現頭暈或暈厥等現象。

這種現象還無法完全避免。因為隨著天氣逐漸寒冷，人們開始換上秋冬裝，高領便隨之增多，此外，白領階層每天都被正裝束縛，領帶也就成為高領的一種，這些都有可能引發「衣領症」。

人體頸總動脈和頸內動脈的交界處有一處膨大部分，也就是我們所講的頸動脈竇。頸動脈竇內有特殊的感覺神經末梢，能夠明顯感受外界的壓力。

醫學研究表明，頸動脈竇突然受壓，通過神經反射會引起血壓快速下降和心率減緩，致使腦部供血減少，從而出現頭暈或暈厥的症狀。如果發現「衣領病」患者，千萬不要慌張，應迅速使病人處於仰臥狀態，並解開衣領，抬高病人雙腿，讓更多的血液回流心臟。這樣，病人一般都能較快地恢復健康。鑒於這些原因，秋季來臨時應當穿較為寬鬆舒適的高領服裝，繫領帶、領結和衣扣時切勿過緊。患有糖尿病、甲亢、高血壓等病症的人，更應注意避免穿太緊的高領服裝。

「春捂秋凍」這句老話能夠流傳至今，必然有它的科學性。在衣著方面，年輕人秋季穿衣不宜過多，因秋季的養生特點是「陰精內蓄、陽氣內收」，過多的衣著會使身熱汗出，汗液過多，陰津傷耗，陽氣包泄，不利於養生。秋季的氣溫逐漸下降，添衣不要過多過快，以使人體有抗禦寒冷的能力。

但是兒童和老年人體質較弱，不同於青壯年人，對冷氣的敏感性較高，在秋季尤其要注意衣服的增減，早、晚應多穿些衣服，避免受涼感冒。

除了「衣領症」外，隨著生活水準的提高，又出現了「皮靴病」。引起皮靴病的主要原因是皮靴偏小，穿著不適，靴腰過緊，靴跟過高等，使足背和踝關節處的血管、神經受到長時間的擠壓，造成足部、踝部和小腿處的部分組織血液循環不良。同時，由於高筒皮靴透氣性差，行走後足部散發的水分無法及時消散，這就給厭氧菌、黴菌造成了良好的生長和繁殖環境，從而易患足癬和造成足癬感染。

皮靴病一般表現為：小腿下三分之一處出現了輕度腫脹和小腿肚外側疼痛，甚至足背處也感到疼痛，造成「腓淺神經壓迫症」。此外，還有可能發生跟腱周圍炎、腱鞘

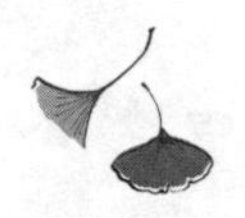

炎、脂肪墊炎和腳氣病等。

美麗是要有代價的。但是這樣的代價，我們要權衡一下，到底值不值得呢？身體健康才是最重要的，所以高領、高皮靴還是少穿為妙。

秋高氣爽話「秋乏」

秋天來了，氣候變得涼爽，此時也正是加緊工作學習的時候。但是，有些人卻覺得四肢乏力、昏昏欲睡，做什麼都提不起精神，這就是人們常說的「春睏秋乏」之中的「秋乏」。

「秋乏」是人體補償夏季能量過度消耗的保護性反應，是人的生理適應夏秋季節交替，氣候由熱轉涼變化的正常生理現象。夏季，天氣炎熱，晝長夜短，人們大量出汗，食欲不振，加上睡眠相對不足，使體能消耗得不到及時補給，形成「夏耗」的生理「負債」現象；入秋以後，氣候轉涼，出汗減少，食欲增加，睡眠好轉，「夏耗」得以補償，形成生理性的休整狀態，這就是「秋乏」的原因。

秋乏的具體表現為睡了還想睡，醒來懶洋洋，嚴重者還會感到整天無精打采。其實這並不是真的疲乏，而只是一個假性疲勞的表現。據研究，「秋乏」期間，人體免疫力

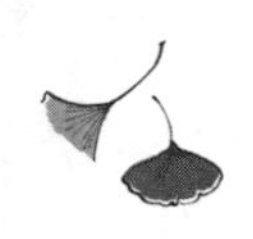

有所下降，易為燥邪所侵，罹患傷風感冒以及引發呼吸系統和消化系統疾病。

如何克服「秋乏」呢？它包含三個方面。

● 既然「秋乏」是「夏耗」的負債，理所當然的就是加強營養了。應注意增加蛋白質的攝入，多吃蔬菜和水果以及防燥潤肺的食物，如芝麻、核桃、蜂蜜、乳品等。

● 既然「秋乏」是假性疲勞，所以，就不能想睡就睡、懶懶散散，聽之任之。相反的，應積極主動地開展體育鍛煉活動，增強身體的適應能力。一方面可以彌補「夏耗」的虧空，另一方面做好迎接嚴冬的準備。

● 既然「秋乏」是生理性的休整，那就應當充分留意勞逸結合，規律生活，做到早睡早起。

《黃帝內經》說：「早臥早起，與雞俱興。」早起使肺氣得以舒展，早睡以順應「陽氣之收」。

別讓憂鬱症在秋季纏上你

古人認為，秋季的精神養生，應做到「使志安寧，以緩秋刑；收斂神氣，使秋氣平；無外其志，使肺氣清。此秋氣之應，養收之道也」。然而，秋季陽氣漸收，陰氣漸長，是陽消陰長的過渡階段。由於日照減少，氣溫漸降，草枯葉落，花木凋零，到處是一派蕭條的景象。人生活在這樣的環境中，觸景傷情，往往會產生淒涼、憂鬱、悲傷等情緒。

傳統醫學認為，秋應於肺，在志為憂，如遇上不稱心的事，極易導致心情抑鬱。憂鬱症是現代緊張病的代表性疾病，症狀包括失眠、疲倦、身體不適、頭痛、食欲不振等。症狀輕微的，只要適當自我放鬆，舒解壓力，但還不致妨礙工作。但病情嚴重的，會出現頭痛、肚子痛、噁心或暈倒等症狀。因此，心情愉悅是生活的重中之重。

在日常生活中，處處注意培養自己的樂觀情緒，以理智的眼光看待自然界的變化，

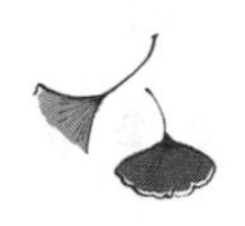

或外出秋遊，登高賞景，心曠神怡；或靜練氣功，收斂心神，保持內心寧靜。總之，放鬆自己，就等於放鬆自己的神經和情緒。人在心情愉快的時候，體內一些有益激素酶和乙醯膽鹼會增加分泌，使血液的流量、神經細胞的興奮調節到最佳狀態，有利於身心健康。相反，如果終日鬱悶憂傷，就會使這些有益激素分泌紊亂，內臟功能失調，而引發胃痙攣、高血壓、冠心病等。

綜上所述，秋季應提前預防憂鬱症，具體做法如下。

- 早點起床，吃頓營養豐富的早餐，裝扮整潔出門，這是一天心情好壞的決定性因素。
- 不宜整日持續工作，除了中午外，早上十時、下午三時，宜放下工作，喝杯茶，休息片刻，不要盲目地抓住一切時間工作，有休息才能更好地工作。
- 不要將工作上的問題和煩惱放在心裡，最好提出來與上司或同事商量解決，要知道把快樂說出來，就變成兩份快樂，把煩惱說出來，就變成一半煩惱。
- 責任心強的人，不要過於堅持完美主義，免得身心負荷太重。
- 每日檢討工作，總結成功與不足，有不足的地方及時更改，避免所有不足堆積，影響情緒。
- 每日加班不宜超過兩小時，因為這會導致慢性疲勞，日子一長，便容易患憂鬱症。

- 吃過午飯，適宜的散步或逛逛街放鬆心情，晚上到公園跳跳集體舞等。
- 擴大生活圈子，多交工作以外的朋友，這可增長見聞，促進人際關係，培養自己的興趣與愛好，舒緩工作上的壓力。

以上這些，都是鬆弛神經、預防憂鬱症的良方。多記住一些，多實踐一些，能夠使你的心情變得愉悅。

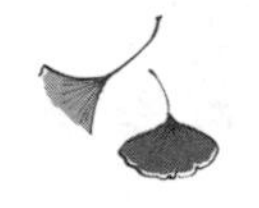

寒冬時節讓你的身體溫暖如春

老寒腿是每一位老人避之唯恐不及的疾病，雖然它不及心臟病、高血壓嚴重，但卻是一個纏上身便不易根除的病。寒氣對人體的危害，不可小看。每年的秋末冬初，都是氣溫變化無常的時節，通常是一股冷空氣過去，氣溫驟降，產生的寒氣就會進入人體內部。

此時，如果人體所承受的寒氣分量不多，同時氣血充足、經絡暢通，身體很快會將寒氣從表皮受寒的部位運送到排泄通道。如果受寒的面積大，或寒氣長期積累，人體就必須消耗大量的能量來祛除寒氣，身體必將產生大量的「寒毒」（變質的體液），人就會生病。

寒氣積累在肌肉裡，時間長了，你就會覺得肌肉僵直、腰痠背痛，形成肩周炎、關節炎。但是，寒氣不僅會帶來這些疾病，在生活中，很多腸胃疾病也都是因寒而生。腸胃就是中醫所講的「脾」，負責掌管全身血流供應。如果腸胃功能不好，吸收能力差，食物營養便無法化成足夠的血液提供身體所需，末梢血液循環自然就會變差。

此外，如果寒氣積累到一定的程度，就會入侵到經絡，造成氣滯血淤，影響氣血的運行。這就是中醫所講的虛虧，它能夠誘發多種難以治癒的病症。

寒氣的危害，我們已經基本瞭解，您是否意識到它的嚴重性了呢？那麼在寒冬季節中就應樹立正確的養生觀念，儘量減少寒氣的侵入。

健脾養胃，增強抗寒能力

不少人去醫院就醫時，一些老中醫都會說他脾胃虛寒，尤其是女性。然而，為了能使人體所需的營養物質得到源源不斷的供給，必須健脾養胃，增強胃的消化能力和脾的運化能力。所以，在寒冷的冬天，不宜吃生冷食物，因為生食、冷食不宜消化，會損傷脾胃。

飯後一小時，用手掌面在腹部按順時針方向按摩二十次，有助於消化吸收；臨睡前按摩腹，可以健脾胃，幫助消化，並有安眠作用。

不擾陽氣，增強肌膚適應能力

所謂不擾陽氣，是說不要耗散精氣、元氣，要護陽益氣。冬季夜裡寒氣重，傷人尤

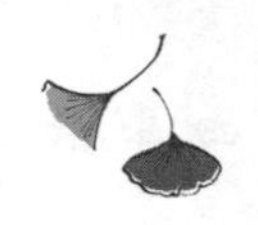

甚。所以我們應該早睡，這樣才能讓閉藏之陽氣不受干擾。過度勞累會耗散陽氣，因此在工作中應做到勞逸結合。

在秋天時應加強鍛煉，因為秋涼能讓皮膚機能受到「凍」的鍛煉，隨著秋涼逐漸加重，由涼過渡到冬天的寒冷，肌膚的適應能力也會與之相適應。冬天加衣，不宜一次性加衣，應隨氣溫下降而逐步加衣。這樣可讓肌膚逐步適應寒冷的冬天，提高機體抗寒能力。

增強肺之宣發肅降功能，以抗寒邪侵入

冬天感冒的人表現多為咳嗽，是因為冬天氣溫低，冷氣濃重，寒邪侵入，肺先受害。肺為風寒所束，宣發肅降機能發生障礙，便會咳嗽、氣喘。因此，增強肺宣發肅降的機能，就能增強機體抗寒的能力。

在生活中應注意背部、鼻子、雙腳的保暖禦寒，因為這些部位是肺部受寒的途徑。在平時可以一天三次摩擦鼻之兩翼至發熱，或者摩擦雙腳的湧泉、豐隆諸穴和背部的肺俞穴，這些都能起到祛寒的效果。

謹「腎」過冬，食補莫過頭

冬天來臨，人們的餐桌上最常見的就是火鍋。大家圍坐一圈，熱氣騰騰的火鍋，祥和氣氛相當濃烈，很多人也覺得這更是一次大食補。然而吃火鍋對身體補營養的同時，也有很多弊端，醫生叮嚀：謹「腎」護寒冬，食補別過頭。

我們一起來看看吃火鍋時應該注意的事項吧。

要熱量控制，少吃自助餐

很多人願意吃自助餐，覺得划算。一般人在天冷時，就比較有食欲，再加上美食當前，往往一發不可收拾。但冬天代謝較慢，吃過量，血糖突然升高，可能危害健康，所以還是別去「吃到飽」的餐廳。

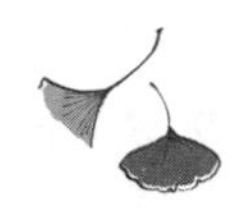

湯底選擇有科學

火鍋湯建議以不帶肉的大骨湯當湯底，不要放雞精粉當調味料，因其含鈉量很高，所以最好不放鹽或味素調味，當然也不要沾含鈉量高的沙茶醬。

中醫師指出，腎臟病患者，基本上需要限制鹽分的攝取，以減少積水、水腫，並控制血壓；血壓控制不好，會造成血管硬化；血糖血壓控制不好，腎臟壞得快。

若是腎功能下降，血中磷的排泄減低，血磷上升，造成鈣磷不平衡，所以菇類飲食量要注意控制。

火鍋湯汁或高湯別飲用

火鍋湯汁內含有高量的鉀質和新鮮食材流出的鈉，所以即使不需要限水的人仍要限制食用，以防血中尿酸上升，痛風發作；也避免血鉀濃度升高，因為鉀離子九成由腎臟排除，若腎臟功能不佳，鉀離子排除不順利，可能造成心律不齊，引發致命危險。

能留意以上飲食原則的人們，基本上就可以享受熱騰騰的火鍋，過個健康冬天了。

著名的中醫專家傅國安醫師說，冬天保腎切忌暴飲暴食。在冬天低溫下，血管收縮、血壓躥升、小便量減少、血液凝結力變強、容易讓腎臟出狀況。反覆發作的扁桃腺感冒要小心，若是感冒後有高血壓、水腫、解小便有泡泡、最好找醫生做篩檢。以確定有無鏈球菌感染後引發腎臟炎之可能性。另外，最好每年定期做尿液、腎功能的檢查，如有異常，可再進一步做超聲波或腎切片檢查，因為早期腎臟病是沒有症狀的，千萬別掉以輕心。

最後值得提醒的是，腎氣和腎功能是不能混為一談的。想要保養腎臟，就得從日常生活中做起；而不是一味地利用補腎氣的食補，就可以維持或挽回腎功能。

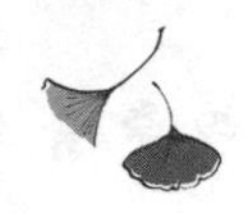

女人手腳冷，擺脫不能等

冬天時手腳冰冷困擾很多人，戴手套、穿棉靴，但是依然不能夠解決問題，甚至晚上睡覺一夜都不能暖和過來。女人手腳冰冷是虛寒體質者的通病，要擺脫手腳冰冷的煎熬，應該從調理體質、調節生理機能做起。第一步先要補氣補血，設法提升體內代謝效率，讓氣血循環更加順暢。

氣虛血虛毛病多

氣血是女人一生健康的根本。有人說「女人毛病多」，其實十之八九都出在「氣虛和血虛」上，身體機能活動力減退、抵抗力降低、精神疲乏、全身無力、手腳冰冷、月經不調等，都屬氣虛的病理變化。

血虛則是因血量或血的營養與滋潤功能不足所引起的各種病理變化，像臉色萎黃、嘴唇指甲黯淡、頭暈目眩、形體消瘦、手足麻木、兩眼昏花、月經量少色淡、經痛或經閉不行等都是。

虛寒體質身體弱

女人體質和「氣血」有非常密切的關聯性。虛寒體質的人，因為氣血循環不夠順暢，體內熱量不足，才會造成手腳冰冷或特別怕冷的現象，而且容易感到腰痠背痛，臉色蒼白枯黃，說話有氣無力，面臨壓力時精神也比較緊張，緊張到出現拉肚子、腹脹或腹痛的莫名症狀。

然而是否屬於虛寒體質，從每個月的月經就可以自我評鑑。越健康的女性，月經週期越正常、越有規律；反之，體弱多病者，來經期間，血量血色血質各方面都會產生問題；體質跟經血品質也有關係，量少色淡或有血塊，血質清稀者都屬於「虛寒體質」。

補血補氣補根本

虛寒體質者新陳代謝遲緩，產熱效率較低，氣血循環也較為不順。服用宏星加味姑嫂丸（又名八珍益母丸），它是純天然養生名貴漢方，性質溫和、不寒不燥，有四物（當歸、川芎、白芍、熟地）可以補血，四君子（梅、蘭、竹、菊）可以補氣，加上益母草用以行氣活血，從根本上調理體質，調節生理機能，氣血雙補，標本兼顧，改善

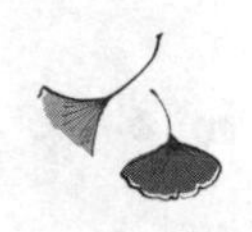

冬天手腳冰冷，比一般只能補血的四物更有效！

女性要調養身體、改善體質，只顧補血是不夠的；除了補血還要補氣，顧全氣血才能對症下藥，標本兼治。因為氣是血液生成和運行的動力，血是氣的物質基礎和載體，兩者缺一不可。養生古籍《內經》說：「氣為血之帥，血為氣之母。」就是這個道理。

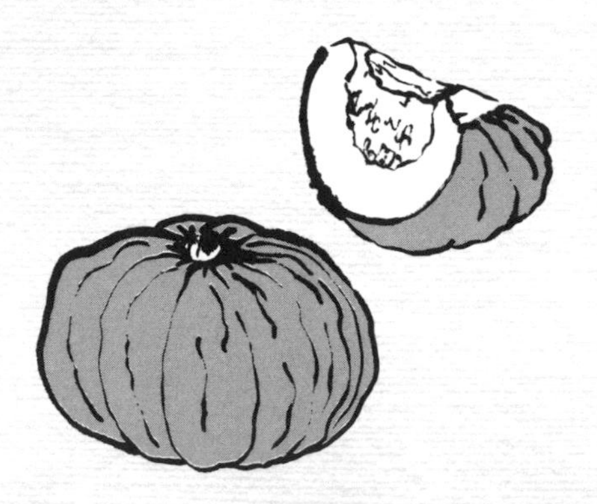

排毒養生

「路路通暢」才健康

我們生活在細菌的世界裡，無人不知無人不曉：然而「百毒不侵」也並非那麼容易，這就需要你多留意，多觀察，多掌握一些小訣竅。

明明白白話排毒

高脂肪食物、食品添加劑、殺蟲劑、汽車廢氣、工業廢水等高科技的產物，預示著時代的進步，人們生活水準的提高；然而，也帶來了細菌和毒素，時刻威脅著我們的健康。

毒素，是對人體有害的物質，既有外部環境帶來之毒，又有自身產生的毒素。

外部環境帶來之毒，主要指污染帶來的有害物質。現代醫學中的病原微生物，如細菌、病毒；祖國醫學中的風、寒、暑、濕、燥、火、戾氣、雜氣等外來氣等。

此外，大氣污染，農藥、化肥對食品的污染，化學藥品的毒副作用，雜訊、電磁波、超聲波等對人體的干擾等，均是外來之毒。這些因素可干擾人體固有的平衡狀態，引起神經系統紊亂、內分泌失調等，影響正常的新陳代謝。原本應排出體外的物質，長期蓄積體內，就會影響身體機能，導致人體的亞健康狀態或產生疾病。

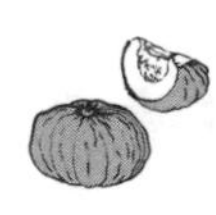

自身產生的毒素來源於三個方面：

第一，像血糖、血脂過高形成的糖毒、脂毒一樣，那些本來是人體正常所需的生理物質，由於代謝障礙，超出其生理需要量，也可轉化為致病物質形成毒。

第二，本為體內的正常物質，由於改變了它所應存在的部位，也成為一種毒，如胃液是人體正常的消化液，當進入腹腔引起腹膜炎時，也歸於內生之毒。

第三，機體在代謝過程中產生的各種代謝廢物，在生命過程中無時無刻不在生成，因此，它是內生之毒的主要來源，也是機體排毒系統功能紊亂時，存留體內危害人體健康的主要因素。

說了很多「毒素」這個詞語，我們只知道它對我們身體健康有十分大的危害，卻不知道到底什麼是毒素，它以什麼樣的形式存在？下面我們來介紹一下。「毒素」主要包含七類。

● **尿酸**

尿酸主要由腎臟排出，它是構成細胞核酸成分的物質代謝後的最終產物。如果尿酸沉積在人體軟組織或者關節中，容易引起關節處紅腫、疼痛、發熱等。

● **膽固醇**

絕大部分的膽固醇由人體肝臟製造，其餘一部分需要從食品中攝取。而當膽固醇從食品中攝取過高時，剩餘的就會沉積在血管壁上，逐漸使血管變窄，嚴重的會導致血管閉塞。

乳酸

人體處於長時間奔波或者運動後容易產生乳酸，乳酸堆積後就會對身體產生副作用，使血液呈酸性。乳酸積累後，人體會處於一種疲勞狀態，腰痠背疼，動作遲緩。

宿便

宿便就是殘留腸道褶皺內無法排出的廢物。它在腸道裡腐爛變質，成爲細菌滋生的蓄積地，其中的毒素可能重新被腸道吸收，再次危害人體。

自由基

自由基損害蛋白質、脂肪、ＤＮＡ等，並能導致細胞癌變或者死亡。因此，這是危害最大的毒素，是人體內氧化反應的產物，是衰老的主要兇手。

脂肪

我們都認爲「脂肪」是一種可怕的物質，因爲其能使人發胖。然而脂肪的害處不止這一點，攝取高營養和高脂肪的食物，還容易使血液變得黏稠，流動速度也變得緩慢，大塊的脂質沉積在血管中，導致供氧不足，頭暈睏倦。若再與沉積的細胞碎屑聚積，容易形成血栓堵住血管。

淤血和水毒

淤血主要由老、舊、殘、汙液形成，而人體體液狀態分佈不均勻的時候，就會產生水毒。淤血會影響對細胞、肌肉的供氧，使養分和氧氣都供應不足。水毒則會引起發汗及排尿異常和水腫。

上述各種毒素無論是內生還是外生，均是以物質的形式存在的；除了那些，還有一種是心理毒素，它的傷害也不容忽視。現在社會生活節奏加快，以及競爭的日益激烈，也使很多人患上了心理疾病。

現實生活中，不少人會感到煩躁、焦慮、緊張、恐懼等，壓力和緊張會制約人體排毒系統的正常運作，降低毒素排出的效率；毒素隨著血液進入大腦，會使神經系統遭受損害。這就是長期生活在壓力下的人容易患上抑鬱症、失眠、神經衰弱的原因，神經系統的紊亂又會進一步加劇毒素存積。

所以，在注重身體排毒的同時也要關注心理健康，讓我們的身心都享受到排毒的暢快與輕鬆。

排毒，刻不容緩

毒素有害，眾所周知。然而，我們卻不能夠避免，明知道環境有污染，還是不得不生存在這個環境裡；明知道生活習慣有誤區，還是因為各種各樣的原因無法更改。於是，人們開始提心吊膽，覺得自己體內有排不完的毒素。

我們所提倡的排毒，是一種自然的、有效的，充分發揮人體自身排毒能力，而無需過多依賴外力的全面排毒。

這種自然排毒應該是一個每時每刻都在運行的過程，它與我們的生活同步，並滲透進生活的每一個角落。在毒素尚未沉積並對身體造成危害時就將它們清除，把健康牢牢握在手中，這是自然排毒、生活排毒的終極目標。

其實我們體內有一個很奇妙的排毒體系，它每時每刻都在工作著，在正常情況下，可以很好地清除毒素，保護我們的身體機能正常運轉。

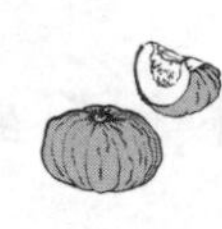

人體內能夠排毒的器官有很多，我們來簡單概括。

- 腎能過濾血液中的毒素，並將體內垃圾排出體外。
- 肝臟可以排除食物中的有毒物質，並將食物轉化為對身體有用的物質。
- 淋巴系統中淋巴能吸收死去的細胞，淋巴結過濾體內的毒素，並通過排泄器官排出體外。
- 皮膚是人體最重要的排泄器官之一，它能排泄掉諸如水、鹽、尿素、酸、氨等大量體內垃圾。
- 肺臟能吸入氧氣，呼出體內的二氧化碳等代謝廢物。
- 胃腸可以消化食物，吸收營養物質，排出食物殘渣、廢物。

說了這麼多能夠排毒的器官，然而究竟人體自身的排毒能力取決於誰呢？是的，胃腸、呼吸道、肝臟、腎臟都佔有很重要的地位，通過皮膚也能排除不少代謝廢物和毒素。可以說，人體排除有害物質的能力主要取決於四個系統的正常運作，它們是：消化系統、呼吸系統、泌尿系統和皮膚。

為使這四個系統保持良好的工作狀態，就要喝足夠的水，使腎能夠順利排尿；吃足夠的纖維食物，保證胃腸正常的蠕動功能；經常鍛煉呼吸系統以及適量運動、勤沐浴……總而言之，充分調動自身排毒功能，是自然排毒的精髓，而科學的飲食、運動和生活方式是增強自身的排毒能力的關鍵。

切記，排毒應該無時無刻不在進行，不要等待症狀已經非常明顯的時候，才想起排毒的重要性。日常生活中養成良好健康的生活習慣，排毒便可隨心所欲。

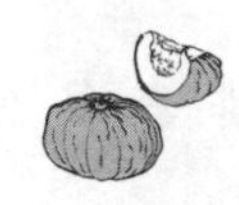

洗衣機也不想「發霉」

洗完衣服，我們會發現，洗衣機機身內部還是潮濕的，並且由於衣物上的細菌很多，都殘留在內筒與外筒之間，所以導致洗衣機會產生霉味。

人體如果長期受到黴菌的侵襲，就會導致免疫力下降，出現咳嗽、流淚、流鼻涕、打噴嚏、頭痛、呼吸困難、四肢乏力等症狀，還可能誘發過敏性哮喘與皮炎。而洗衣服恰恰是傳播黴菌的最快途徑，導致衣服越洗越髒，引起皮膚或泌尿生殖系統的過敏反應。

所以，為了避免衣服受到黴菌的污染，在平時就應注意洗衣機的保養與維護，千萬別讓家裡的洗衣機「發霉」。

● **分開洗滌**

在洗衣服時有很多細節需要注意，要將內衣內褲與髒的外衣分開來洗，洗滌時最好使用有殺菌功能的洗衣粉，這樣可以避免洗衣機造成的衣服細菌交叉感染。

● **用熱水洗衣服**

由於洗衣機內部比較潮濕，因而容易滋生黴菌。這類黴菌不耐高溫，在四十五度左右的熱水中就會被燙死。因此，對於偏髒一點的衣服，可以用四十五度左右的熱水洗滌，能起到良好的殺菌作用。

● **洗完衣服要及時晾曬**

此外要記住經常打開洗衣機的蓋子，讓裡面保持乾燥。

● **洗衣機的放置也很重要**

要看看洗衣機是否水準放置，這樣可以避免洗衣機內部積水產生黴菌。

● **洗衣完畢應充分乾燥**

用洗衣機洗完衣服後，要將內筒和門封膠圈擦乾，然後將蓋子打開讓水分充分散發。如果是帶烘乾功能的滾筒洗衣機，則應經常使用烘乾功能，這樣可以抑制細菌的滋生。

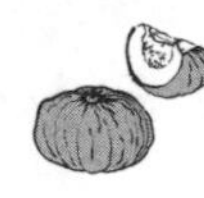

家電輻射傷身體

生活進步了，我們的家電也不再局限於「手電筒」了，電視機、微波爐、冰箱、洗衣機、空調，再普通不過了。但是，家電所發出的大量電磁輻射，也正在悄悄危害著人們的健康。

- **電磁輻射對人的視覺系統具有不良影響**

由於眼睛屬於人體的敏感器官，過高的電磁輻射污染會引起視力的下降，甚至引發白內障。

- **電磁輻射可能會導致兒童的智力殘缺**

世界衛生組織一項調查研究表明，電視機、行動電話、微波爐等家用電器所產生的電磁輻射，會對孕婦及胎兒造成很多不良影響，很有可能導致孕婦生出的孩子具有先天性的智力殘疾。

- **電磁輻射會影響人體的心血管系統**

使人出現心悸、失眠、心動過緩的症狀，並導致心搏血量減少、心律不齊、白細胞減少、免疫功能下降的情況出現。

●電磁輻射可致血液病

長期處於家電的高電磁輻射環境中，會使人的血液、淋巴液和細胞原生質發生改變，極有可能導致白血病的發生。

●電磁輻射可改變人體原有磁場

高劑量的電磁輻射還會影響及破壞人體原有的生物電流和生物磁場，使人體內原有的電磁場發生異常。值得注意的是，不同的人對電磁輻射的承受能力也不一樣，老人、孕婦和兒童都屬於對電磁輻射最為敏感的人群。

●電磁輻射可致癌

家電的電磁輻射會污染並影響人類的循環系統、免疫系統、生殖系統和代謝系統，嚴重的還會誘發癌症，並加速人體內癌細胞的增殖與擴散。

家電給人們帶來的危害可謂多而嚴重，並且我們無法不使用這些家電，那麼在生活中，如何儘量避免家用電器所發出的電磁輻射對身體造成的傷害呢？具體如下：家中的電器應擺放得不要過於集中，分散擺放能防止電器過於集中所形成的強磁場；不要長時間接聽電話；微波爐在開啟使用時，應與其保持至少一米遠的距離。不要為了方便將

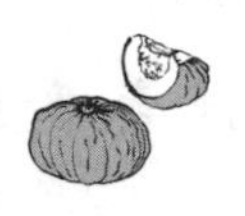

電視機放在臥室內，不能長時間近距離觀看電視，眼睛距離電視螢幕的距離應在二米以上。

既然家電無法避免使用，那麼就用這些簡單的方法來避免家電給我們帶來的危害吧！

用竹鹽，排毒減肥不再難

近年來，市場上頻繁出現「竹鹽」這個詞。竹鹽是把出產於韓國西海岸的天然鹽灌進成長三年以上，且含有大量硫黃的青竹製成的竹筒內，然後將其放入黃土窯中，用松木做燃料煆燒，成功地融合了竹子、黃土、松脂等多種天然材質的藥性物質，因此具有很好的保健功效。

竹鹽內服能夠清腸，促進消化；外用則有消炎排毒、瘦身減脂、改善酸性體質的功效。愛美的女士可以用竹鹽來排毒減肥。韓國女性皮膚普遍好的原因，就得益於她們常在日常生活中使用竹鹽及其相關的產品。下面就介紹兩種竹鹽排毒法。

竹鹽水助減肥

我們知道，每天早晨空腹喝一杯鹽水對身體好，然而早上喝一杯加了一小勺竹鹽

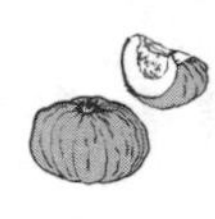

的純淨水更是好上加好，這是女性排出體內毒素的一個好方法。這有利於促進腸道蠕動，排出宿便，有效地減少脂肪在腸道中的堆積，從而起到減肥的功效。

此外，竹鹽含有松脂和天然硫黃，這兩種物質能夠中和、化解金屬毒素，減少毒素在體內的堆積。竹鹽還能快速、徹底地剷除血脂、膽固醇中的酸毒等有害成分，淨化血液。當然，女性在使用竹鹽排毒的同時，也要多注意運動。

竹鹽按摩防水腫

很多肥胖的人總覺得自己的身體脹脹的，其實是因為在他們體內積蓄了過多的水分、脂肪與代謝廢物。這些肥胖的人可以通過使用美容竹鹽或含竹鹽成分的磨砂膏做按摩的方法來消腫。在按摩的時候，一定要對脂肪堆積的部位重點「照顧」，如大腿、腹部、臀部等。只要持之以恆，就會取得很好的效果。

竹鹽消腫的原理是在按摩過程中，竹鹽中的有機物能夠滲入皮膚，對皮膚的新陳代謝起到促進作用，幫助身體排出體內多餘的水分及廢物。在按摩過程中，以渾身感覺到發熱為佳，這表明體內的垃圾正伴隨著汗水被排出體外。此外，竹鹽中含有大量對身體有益的礦物質，長期使用能夠使皮膚變得光滑、細嫩、緊致。

明明白白做運動，輕輕鬆鬆來排毒

眾所周知，運動能健身；但運動能排毒，恐怕沒多少人知道。其實人體具有完善的排毒系統和強大的排毒功能，而運動能夠加速新陳代謝，可以說是排毒的最好方式。下面推薦幾種利於排毒的運動方式。

正確呼吸

呼吸不僅維持我們的生命，還可以排除體內毒素；特別是深呼吸，更能消除體內毒素。但您是否聽說過，呼吸還有正誤之分呢？正確的呼吸方法是，找一個空氣清新的地方，首先放鬆胃部，用指尖輕輕觸摸；接著用鼻子平穩地深深吸氣，此時指尖可感覺到胃部鼓起，直到整個胃部充滿了氣體，讓氣體在胃部停頓四秒，再用嘴慢慢呼氣。

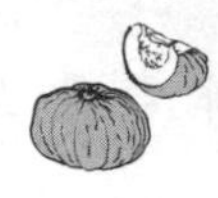

唱歌

也許有人懷疑，唱歌能算是一種運動嗎？答案是肯定的。要知道唱歌時，牽扯到臉部的肌肉數量遠遠大於其他任何一項臉部運動。伴隨著音樂的旋律，面部的肌肉得到了運動，改善了血液循環，從而提高了肌膚細胞的代謝活動。美國面部神經醫學中心主任福克斯博士還提到，除了唱歌以外，咀嚼口香糖、吹口哨也能起到同樣的美容效果。

快步走

快步走是介於跑步和散步之間的一種運動。然而，它比另外兩種的健身功效更好，快步走被醫學之父希波克拉底稱為「人類最好的醫藥」。科學研究發現，適度快步走可以促使大腦分泌內啡肽，這是一種俗稱「愉快素」的物質，能使身體的各種節律（**生物鐘**）處於動態和諧狀態，從而讓肌膚狀況達到平衡，而「平衡」恰恰是膚色紅潤的前提。我們每天都要走路，只需在走路時加快速度，盡可能大地擺動和舒展手臂，就是最簡單方便的排毒運動。

騎自行車

很多人在社會進步的今天，開始將自行車作為交通工具，既環保又有利健康。騎車不僅能夠鍛煉肌肉，還可以降血壓。騎車運動可以讓你出汗，加速體內毒素的排出。肌肉的反覆收縮，促進血管的收縮與擴張，對淋巴系統也大有好處。

跳繩

作為工作的上班一族而言，跳繩已經和我們告別許多年；但是跳繩的好處卻不應被忽略，彈跳可以刺激淋巴系統排毒，鬆弛緊張的情緒，降低膽固醇，改善循環和呼吸。

游泳

隨著夏季的來臨，游泳館裡的人數逐漸增多。游泳時，每一寸肌膚都被水包圍著，而水的溫度通常比體溫低八到十度。當皮膚接觸水時，毛細血管先是收縮，後是舒張，這時皮膚的血流量可達到平時的四到六倍。正是這種「血管體操」，可以改善皮膚的血液循環功能，增加皮下組織的營養供應，使皮脂腺分泌量更加旺盛，新陳代謝更快，促進皮膚排毒。

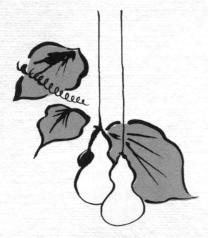

精神養生

要活好，心別小

精神生活是人類生活的最高境界，它源於生活又高於生活。因此，精神上的充實、平靜，就需要自我梳理。

百病生於「氣」

身邊的親人也好，朋友也罷，在他們生氣的時候，我們都會盡力勸說，而相勸的語言也大致都是「生氣對身體不好」等。可見，「百病生於氣」，這是深入人心的道理。幾乎所有人都知道，「生氣及情緒不佳」是很多疾病產生的原因。

心情鬱悶時，吃飯都會覺得不香，沒有胃口，難以下嚥，其實這個時候我們的食管裡什麼都沒有，那是堵了什麼呢？是——氣。

也許有人會問，究竟什麼是氣呢？氣在中醫的概念裡，是一個比較難以描述的定義，它分為廣義和狹義兩種解釋。

廣義上說，氣可以囊括所有中醫學中的概念，可以大概分為經絡之氣、臟腑之氣、天地之氣、疫癘之氣、六淫邪氣、水穀之氣、元氣、清氣、宗氣、寒熱溫涼四氣、水氣、正氣等，幾乎可以用來說明所有的問題，包括有形的和無形的。

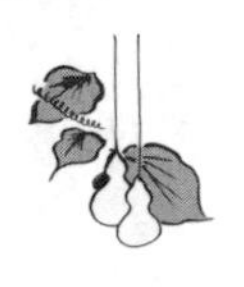

狹義上說的「百病生於氣」的氣，指的就是根據氣的充盈狀態和運行狀態而形成的幾種常見問題：氣不足、氣有餘、氣不暢等。

「百病生於氣」這句古言雖然深入人心，但是並不代表每個人都能夠解釋這一現象產生的原因。至於為什麼說「百病生於氣」，中醫學研究者作出如下概括。

我們用比較簡單的目光去觀察，那麼在軀殼之內，五臟六腑就相當於是各大城市，而十二經脈和七經八脈及其他的大小經絡，都相當於是聯繫各大城市之間的高速公路，而我們的氣和血就是在這些高速公路上不停被運輸的能源物質。

那麼我們想想，一旦供給心臟的氣不夠用了，心臟會如何？或是供給心臟的氣過多了，心臟又如何？或是一旦供給心臟的氣被堵在路上，又會如何？這三個問題，只要出現一個，疾病就會產生。

既然生氣能夠給身體帶來這麼大的危害甚至疾病，那麼我們就應控制生氣，減少生氣。怎樣才能做到不生氣呢？就要學會把握如下的心態。

感性的人總在一邊生活的同時，一邊回憶昨天，憧憬未來。其實如果把人的一生劃分為「三天」，即昨天、今天、明天。那麼這「三天」中今天最為重要。這個沒有爭議。要想過好今天，就要做到「三會」。

● 會關門

把通往昨天的後門和通往明天的前門都關緊了，人一下子就輕鬆了。

● 會算計

要學會算計幸福。有些人對自己做對的事情一件也沒記住，對自己做錯的事情記得特別牢，徒增許多煩惱。

● 會放棄

請牢記：先捨後得，捨了才會得，捨了一定會得。

這「三會」您記住了嗎？我們接下來再學習三句話吧。

● 不要緊

不管發生什麼事情，一定要學會說：不要緊。

● 算了

錢包被偷了，算了；電視機燒壞了，算了；骨頭摔斷了，算了。對既成事實，最好的辦法就是接受。

● 會過去的

有一句俗話：天不會總是陰的。別擔心，一切都會過去的。

看到這兒，是不是已經覺得自己輕鬆了不少呢？其實改變自己心態，從而達到不生氣的方法，還有三個。其一，三樂法：就是助人為樂，知足常樂，自得其樂。其二，

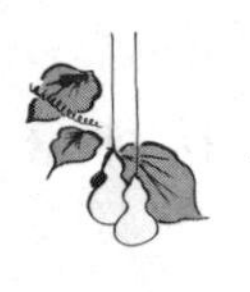

年齡減十法：不要小看這種方法，它有明顯的煥發青春功效，心態年輕，人自然顯得年輕。其三，三不要法：一是不要拿別人的錯誤來懲罰自己，二是不要拿自己的錯誤來懲罰別人，三是不要拿自己的錯誤來懲罰自己。

最後送大家一首非常熟悉的《莫生氣》，希望能夠讓您心情舒爽，健康長壽。

莫生氣

人生就像一場戲，因為有緣才相聚。
相扶到老不容易，是否更該去珍惜？
為了小事發脾氣，回頭想想又何必。
別人生氣我不氣，氣出病來無人替。
我若氣死誰如意，況且傷神又費力。
鄰居親朋不要比，兒孫瑣事由他去。
吃苦享樂在一起，神仙羨慕好伴侶。

告別煩惱進行時

煩惱——再普通不過的事情，任誰都不可能避免，因為每個人都有七情六欲和喜怒哀樂，煩惱也包含在內。但事實上，這些煩惱全是自找的，一個浮躁的人往往樂於自尋煩惱。

每個人都曾有過煩惱或者正在經歷煩惱，但是，由於每個人對待煩惱的態度不同，所以煩惱對人的影響也不同，通常人們所說的樂天派與多愁善感型就是顯然的區別。樂天派的人善於淡化煩惱，所以活得輕鬆，活得瀟灑。而多愁善感的人，一旦有了煩惱，憂愁萬千，牽腸掛肚，離不開，扔不掉，活得有些窩囊。

換句話講，人所謂的煩惱，其實本身並不是煩惱。美國心理治療專家比爾·利特爾經過研究認為：一個人若有以下心理或做法，必定會促使其自尋煩惱、無事生非。

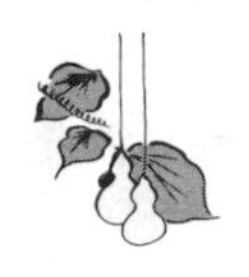

● 盯著消極面

如果你把注意力集中在那些不好的、吃虧的事情上，例如：牢牢記住你有多少次受到不公正的待遇，或記著有多少次別人對你說話的態度不友善；你就會運用這種消極的思想方法給自己製造煩惱。

● 以殉難者自居

母親們過度地承擔家務勞動，然後對自己說：「沒有一個人真正心疼我，對我們家來說，我不過是個僕人而已。」當父親的也能採取同樣的方法：「我的骨架都累散了，誰也不把我當回事，大家都在利用我。」經常這樣想，必定會使你煩惱異常，而且還能使周圍的人感到討厭你，令你的感覺變得更糟。

● 把別人的問題攬到自己身上

這種過於擔當的人往往不會快樂，就像拿別人的錯誤來懲罰自己一樣，如果你把別人的問題攬到自己身上而自怨自艾，把某些人不喜歡你的責任也統統歸因於自己，那麼過不了多久，你就會煩惱成疾。

● 滾雪球式地擴大事態

滾雪球的結果，毫無疑問就是越滾越大。出現問題時，如果不及時解決，反而像滾雪球一樣不斷地擴大下去，最後滾雪球的人總是遵照一條簡單的規則行事：「如果錯過了解決問題的最佳時機，索性再往後拖拖。」這樣，只會使問題變得更糟，必定會導致你的憤怒和苦惱埋在心底幾個月甚至幾年。其實，當問題第一次出現時就正視它，它就很容易化為烏有。

●製造隔閡

絕不去讚揚別人，不使用任何鼓勵之辭；其次，喋喋不休地批評、挑剌、埋怨、小題大做。這樣也會製造隔閡、自尋煩惱。

●做縹緲的夢

每個人都有夢，這裡所指的是願望。而最可憐的人，是那些慣於抱有不切實際的希望的人，他們生活在虛幻之中。如果一個人把自己的目標制定得高不可攀，他就會因為不能實現目標而煩惱。

煩惱不可避免。有了煩惱，我們就會覺得生活沒意思，工作沒激情。久而久之，就會給我們的健康帶來危害。所以，有了煩惱，我們應該及時調整，這樣才不至於給自己的生活造成更大的困擾。煩惱的解決方式，包括如下幾點。

●出門旅遊，放鬆心情

心理學家認為，脫離致煩環境是調節情緒的首選方法。而外出旅遊則是脫離致煩環境的最簡單、有效的方法。在旅途中，注意力被動地放在應接不暇的車船、山川、都市

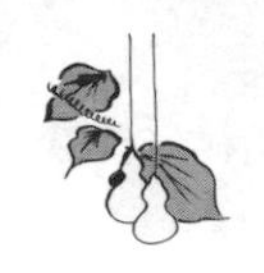

和與陌生人的交際中。美麗的自然風光和生活氛圍，能修復受傷的心靈，並使你在冷靜中對自己的所作所為做理性思考，於是大多數人能從不良情緒中解脫而「重新做人」。

修剪髮型，變換心情

髮型是人容貌中很重要的一部分。乾淨俐落的髮型，會讓人顯得有朝氣、自信，心情也隨之變好。義大利的一個心理研究機構提議：「如果心境不佳，那就快去理髮。」研究人員認為，在理髮過程中，被動安閒，加上理髮師剪、洗、修、按等對頭頸部的物理刺激，以及香波、髮乳等香氣的化學刺激，會使人興奮和愉悅。生理舒適可造成心理舒適，加上理完後鏡中自觀的髮型改變與容貌整潔，使自信增強，情緒完全好轉。

異性傾訴，舒展心情

異性其實是最好的聽眾。當人們心中有煩惱時，常希望傾訴出來，以慰藉心靈，這時首選就是異性。原因有三個：其一，兩性性格有「互補」作用。心理學發現，男女雙方的個性存在相反的差異時，往往相互吸引。一般說來，男人的剛毅和女人的溫柔正好可以互補，給苦惱中的異性朋友以慰藉。其二，兩性心理有「異性相吸」的作用。異性朋友之間的交往不同於夫妻或情人之間的交往，但由於對方是異性，當事人便比較容易緩解內心的緊張和焦慮，這也是人際交往中異性朋友的功能之一。其三，兩性交往有「異類群體」作用。人們常常願意向自己同類群體之外的交往對象打開心扉，因異類群體中的人相對來說安全係數較高。兩性各自分屬不同的性別群體，因而比向同性朋友坦露心跡更為安全些。

・更換衣服，調節心情

情緒不佳時，適宜穿質地柔軟、色調中性、大小適中、款式新穎的衣服，會在對鏡自賞中獲得稱心如意，在他人的讚賞中恢復良好情緒。

美國心理學家詹姆斯發現，煩愁怒鬱者在換上最稱心的衣服後，情緒開始轉變，並在自感舒適中再生拚搏的欲望。他解釋說，煩躁者不宜穿皺衣服，發怒者不宜穿硬質服裝，憂鬱時不宜穿黑灰藍綠等冷色衣服，受屈者不宜穿紅紫黃橘等暖色衣服。

・發洩煩惱，沖洗心情

如果心煩，跑、跳、吼、叫、撕紙、拍桌的自我發洩，實為絕招。日本松下電器公司創始人松下幸之助，曾在企業中設有「精神健康室」，為的是讓那些滿腹牢騷的員工，入室即被一排哈哈鏡誘笑，或者抄起棍子向真人大小般的橡皮「經理」、「總管」們痛打一頓。之後，從另一門走出，守候在此的領導們，會滿面笑容地傾聽意見，使當事人的愁煩煙消雲散。不過，此法宜隱蔽自行為宜。

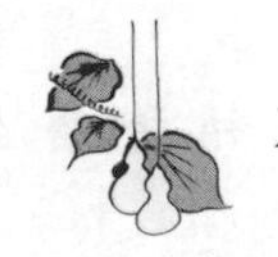

和不良情緒說再見

一九六五年九月七日，世界檯球冠軍爭奪賽在美國紐約舉行。路易士·福克斯的得分一路遙遙領先，只要再得幾分便可穩拿冠軍。就在這個時候，他發現一隻蒼蠅落在主球上，他揮手將蒼蠅趕走了。可是，當他俯身擊球的時候，那隻蒼蠅又飛回到主球上來，他在觀眾的笑聲中，再一次起身驅趕蒼蠅。這隻討厭的蒼蠅開始破壞他的情緒，而且更為糟糕的是，蒼蠅好像是有意跟他作對，他一回到球臺，牠就又飛回到主球上來，引起周圍的觀眾哈哈大笑。

路易士·福克斯的情緒惡劣到了極點，終於失去理智，憤怒地用球杆去擊打蒼蠅，球杆碰動了主球，裁判判他擊球，他因此失去了一輪機會。之後，路易士·福克斯方寸大亂，連連失誤，而對手約翰·迪瑞則愈戰愈勇，最後奪走了冠軍桂冠。

第二天早上，人們在河裡發現了路易士．福克斯的屍體，他投河自殺了！

古人早就指出：「怒傷肝」「思傷脾」「憂傷肺」「恐傷腎」等情緒致病的情況。現代醫學研究也表明，悲哀、恐懼、憤怒、焦慮、憂鬱、緊張等強烈的或持續的不良情緒，對身心健康有重大影響。

造成高血壓的原因是多種多樣的，其中情緒變化對血壓的影響是特別明顯的，長時間的緊張情緒往往造成血壓持續升高。像我們熟知的消化性疾病，包括胃潰瘍、十二指腸潰瘍、腸易激綜合症等病因很多，除生理因素外，生活壓力下長期的情緒緊張，是形成消化性疾病的主要原因。偏頭痛為一側跳動性復發性頭痛，情緒因素在偏頭痛的發病上起重要作用，特別是憤怒、焦慮和挫折情境中，就更容易復發。

除此之外，長期的不良情緒可導致人的生理功能紊亂，甚至產生疾病，可促發蕁麻疹、牛皮癬、濕疹和過敏性皮炎等皮膚病。這些，我們大部分人都有體驗或看到過、聽到過。

愛美之心，人皆有之。愛美人士通常會想盡辦法購買各種護膚品、營養品，以達到美容的目的。殊不知，情緒波動、情緒低落是美容的天敵。我們都知道，面部的大部分

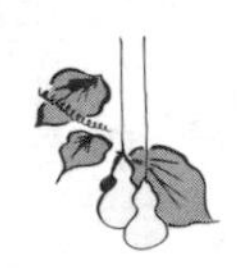

肌肉參與表情活動，其活動直接受情緒的影響。如果某些表情肌過多地收縮，會使局部皮膚彈性減弱而產生皺紋，故而長時期的焦慮、緊張，憂鬱等不良情緒，往往會導致額部、眼角等部位的皮膚皺紋增加，經常緊鎖雙眉的人，兩眉之間會長出一條自上而下的褶皺。

另外，憂慮、急躁、暴怒等情緒還可使面部產生色素沉著，並使痤瘡加重。情緒緊張對毛髮的影響也很大，俗話說：「愁一愁，白了頭。」這句話雖然有些誇張，但不良情緒確實會使人的頭髮變白。此外，極度的恐懼、緊張會導致頭髮脫落。因此，爲了使容顏不變醜，爲了推遲衰老，就要及時消除不良情緒，讓自己永遠保持快樂。

史丹佛大學曾做了個很有名的實驗。先用鼻管擱入鼻孔中讓人喘氣，然後將鼻管放入冰雪中。十分鐘後，如果發現冰雪顏色未變，說明你心平氣和；如果變白，說明你很內疚；如果變紫，說明你很生氣。取紫色的冰雪一至二毫升注入小老鼠的體內，一至二分鐘後小老鼠就死了。而且紫色冰雪的成分都研究出來了，其中含有致癌物質，所以生氣容易得腫瘤。據調查，食管癌患者中，百分之五十有憂慮、急躁情緒；患肺癌的人比較多疑、急躁，尤其是極力克制和壓抑自己情緒的人更爲危險；極度的憂鬱、悲傷和焦慮，是乳腺癌病人普遍有過或現在仍然有著的情緒。

由此可見，不良情緒對人的健康摧殘是巨大和多方面的。精神上長期處於憂鬱狀態會導致胃腸系統的疾病。具體地說，一小時盛怒造成的體力與精神的消耗，相當於三天中一共加班六小時以上的消耗。

「怒」是歷代養生家最忌諱的一種情緒，它是致病的罪魁禍首。根據大量的病歷分析證明，消極惡劣的情緒還會引起心理矛盾，造成心理及體力的過度消耗，導致免疫能力下降，從而使各種疾病甚至癌症發生。

喜怒哀樂是人情緒中不可缺少的四部分。因此，像怒、哀這種消極情緒，任何人都無法避免。「哭瞎了眼」、「急歪了嘴」，是民間常聽到的俗語。不要認為這是誇張的句子，它是有著科學根據的。心理學研究表明，脾氣暴躁，經常發火，不僅是強化、誘發心臟病的致病因素，而且會增加患其他病的可能性。因此，為了確保自己的身心健康，我們必須學會控制自己，戒躁戒怒，增加積極情緒，減少消極情緒，避免因情緒不佳影響到健康。

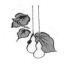

心理納涼「靜」與「想」

夏天的時候，人的心情容易煩躁。心理學研究表明，人的情緒、心境和行為與季節變化有關。

炎熱的夏季，氣溫超過三十六度，日照超過十二小時，或濕度高於百分之八十，在其中一種情況下，人體會處於「易激惹狀態」，稍不順心就會上火，這在醫學上稱為「情緒中暑」。「情緒中暑」對人的身心健康十分有害，對於患有某些疾病的人來說，一旦受到不良刺激，常會使病情加重。

反之，人在心態清靜時，情緒安定，新陳代謝減慢，心跳減慢，呼吸平緩，腎上腺素分泌減少，血壓下降，且產熱減少，體溫下降。即使在暑氣蒸人的盛夏，也能泰然處之、心涼如水。

因此，夏日高溫季節應注意自我心理調節，保持良好的精神狀態，學會心理納涼。所謂「心理納涼法」，即在納涼中採取「心理療法」和「想像療法」。此法關鍵是兩個字——靜與想。靜，就是心靜，心靜自然涼；想，即想像療法（**心理療法的主要手段**），尤以入睡前運用為佳，想像療法分為三個階段。

準備階段

此階段主要是抑制大腦興奮，使情緒安定、心靜氣緩，使產熱減少、體溫下降，創造一個平和涼爽的意境。這一階段，時間控制在臨睡前半個小時，通過靜心讀書，或聽音樂，使全身放鬆，再沖個溫水澡，上床靜靜地躺下準備睡覺。

放鬆階段

這個階段旨在「入靜」，從心底裡尋覓一種涼爽、恬靜的感覺。運用「暗示療法」和「心理療法」，排除其他雜念，不想一切煩惱事，依次讓自己的肩、臂、脊、胯、膝和腳以至全身全部放鬆。

想像和融入階段

這一階段旨在造成一個「想像」的真實情感的仙境，並將自己融入這清涼的意境之中。可想像在山脈林區，綠樹如茵，飛泉漱玉，令人心馳神怡；或想像來到江河海濱，

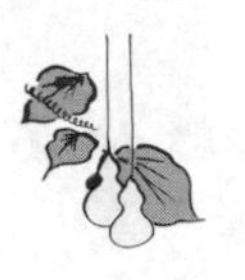

碧波拍岸，遼闊無垠，使人心胸開闊；如置身於山谷，山風、冷氣不斷襲來；想像雷雨過後，碧空如洗，空氣格外清新，令人心馳神往，樂而忘返……又想像自己被困在林海雪原，雪山、冰峰寒冷逼人；也可想像飛瀑瀉地，綠樹搖曳，海浪拍岸，電閃雷鳴，大雨滂沱……

這些可使你心曠神怡、心平氣和、心涼如水。想像都要圍繞「心靜」和「涼爽」，使自己真正置身並融入一個猶如冰天雪地的涼爽之地。至此，您全身會感覺出有絲絲涼意，使您順利地進入睡眠狀態。

由衷的笑有益健康

很多時候，人們在新年祝福、生日贈言裡都會寫到「笑口常開」四個字。由此看來，笑對於人們而言頗為重要。《笑裡藏「寶」，越多越好》一文說得好：由衷的笑有益身心。笑能刺激呼吸系統和血液循環，緩解關節疼痛，預防從感冒至癌症等許多病症的發生，笑還可以緩解緊張情緒，提高抗病激素水準，增強免疫系統功能。

現實生活中，有的人卻總是愁眉苦臉，悶悶不樂，這對健康是極為不利的，甚至會導致多種疾病的發生。

古代有位巡撫得了抑鬱症久治不癒，得知揚州有一名老中醫能治百病，善治抑鬱症，他就遠道求醫。老先生看了半天，號了脈，終於開口：「依在下之見，大人患的是月經不調也！」巡撫多年不笑，聽後哈哈大笑，男子漢大丈夫怎麼能患婦人之病？隨之拂袖而去，逢人提起此事就哈哈大笑不止，結果一年之後他的病也好了。後來，專門

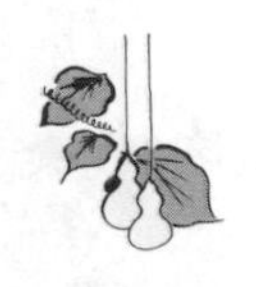

答謝這位老中醫：「你為什麼治我的病治得這麼絕？」老中醫說：「不是我治好了你的病，是你治好了自己的病。」

笑植根於心，心鎖則悶，心開則笑。要想得到健康，就必須要心理健康，心胸開闊，心境坦然，心平氣和。遇事想得開，遇事看得透，遇事放得下，一笑了之。笑口常開、面帶喜色的人，一般都身體健康，延年益壽。

現今社會每個人的壓力都比較大，笑一笑可使人減「壓」、保健、增壽。而笑的養生保健功能有很多，具體表現為以下幾種。

● 強心健腦

笑，其實也是一種運動，就像做體操一樣，使人心跳加快、血液暢通、增強心肌功能的同時，把氧氣和活力送進人的大腦，使大腦皮層興奮，腦部功能增強。

● 促進呼吸

「最能笑者最健康，最樂觀者最長壽。」據觀察，笑可使胸部肌肉運動增加，肺部擴張一倍，使呼吸變得深而均勻，還可增強咳嗽的自我保護效應，使支氣管腔內的痰液順利咳出，使呼吸道暢通無阻。

● 有助美容

一直以來，都有「笑是美容劑」之說。心理學家埃克曼說，人笑時能釋放一種激素，使人感到舒心、愉快、肌肉自然放鬆、面部容光煥發、眼睛明亮、表情動人而備添熱情和魅力。

防疾治病

有人說：「一天笑三笑，醫生要上吊。」

歐美一些醫生認為開懷大笑可刺激腎上腺素分泌，使人體免疫力提高，從而增強防病功能。此外，笑能緩解緊張情緒，使內心憂慮和壓力得到宣洩，有助於治療抑鬱症等心理疾病。

增強性功能

據研究，愛笑的人，生殖功能可以保持到高齡。笑能使人看上去性感。因多笑能給人美好感覺，流露出對生活和愛的熱情。

促進消化

俗話說：「笑一笑，十年少；笑十笑，百病消。」笑可使胃壁張力增大，胃腸道消化液增多，從而使胃腸消化吸收和新陳代謝功能增強，並保持旺盛的食欲。笑，已成為醫治多種疾病的特殊方法，並風行全球。

發自內心的笑是美麗的、健康的。曾有科學家說：「樂觀是養生的唯一秘訣。」笑是生活和生命的組成部分，笑是生活和生命的需要。我們要笑對人生，笑出健康！

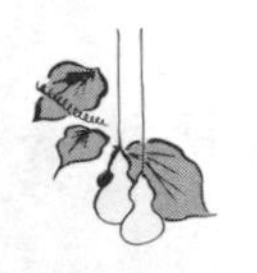

甩開焦慮，從心開始

俗話說：「牙疼不是病，疼起來要人命。」當然，牙疼是一種疾病，就跟焦慮症一樣，常常讓人輕視，但是發生時卻是折磨不堪。所以，還是不能大意的。隨著現代人的生活節奏加快，尤其是工業化、資訊化之後，以腦力工作為主的族群增加。當人一旦面臨壓力，或是處在一種不喜歡的情境，就會引發出不愉快的情緒反應，但你還是必須去面對它、處理它。這時，一般人大多會出現保護性反應，立即萌生逃避或是要擺脫的心理狀態，在某程度上已經產生了一種焦慮的情緒。

焦慮就像煩躁一樣，每個人都會遇到。但是，這種日常生活的情緒會隨著時間、或是情境改變而趨於穩定，所以此種短暫性的焦慮並不是疾病。

在臨床上，如果因一些很輕的因素，或是很小的挫折，就引發出強烈的情緒反應，甚至引起身體的諸多不適，才歸類為焦慮症。焦慮症的表現除了心理有無法自制的憂慮外，尤多身體症狀，如疲憊、氣急、胸痛，而這些症狀常伴隨腹瀉、頭暈、便秘、心跳加速、噁心腹脹等。

在這個社會中生活，腳步不得不快，因為落後就要「挨打」。正是因為有著這樣的氛圍，每個人也都抱著不許落後的決心，所以患焦慮症的人數不斷攀升。

根據估計，西方國家發生焦慮症的比例為百分之三至五，與生活壓力密切相關。而在東方，亦有另一種獨特的焦慮族群，即面對考試壓力的學生，且大多為青少年。這些學生在考試前會發生如上的症狀，其中最典型的為腹瀉、冒冷汗等。產生焦慮症的學生大多是性格內向、敏感、在乎自己的表現者，由於一到考試，臨場往往失常，周而復始，遂產生更焦慮的情形。

按照現在心理學的分類，焦慮症為中度的心理障礙所引起，對身體無直接的危害。但是精神上的不愉悅與動輒焦慮的情況，會造成自己與周遭包括親友、工作同伴之間的緊張情緒，使得自己的人際關係不順暢，因此，也逐漸引起精神醫學界的重視。

焦慮症發生的原因在科學層次尚未有定論，然而童年際遇（**如與親人分離**），以及遺傳生理的差異，均與此有關係；不過，既然每個人都曾出現過焦慮的情形，對於那些無法自行緩解的人，就必須思考就醫治療了。治療分為兩個範疇，一是心理治療，一是藥物治療。

針對心理治療，個案在心理師或其他諮詢專業人員的協助下，充分認知產生焦慮症

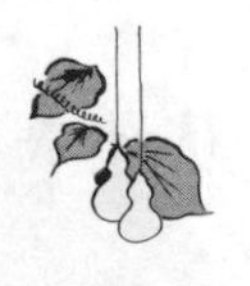

的原因與背景，學習移轉壓力或是舒緩的方法，如以呼吸調解、適量的運動，以及與親友親切的交流等，均可幫助個案度過精神焦慮，建立自信心。如果個案的情況嚴重，則需請教精神科醫師，由醫師判斷是否投以藥物治療。目前，抗焦慮症的藥物主要作用在中樞神經系統的邊緣系統、丘腦、杏仁體等部位，能明顯改變症狀。

焦慮症是一種不安的急促表現。一般來說，此症患者自我的要求較高，又非常在乎他人的觀點，處在今日這種高壓的生活環境中，過失挫折在所難免，所以當身旁有焦慮症患者時，必須加以關懷與鼓勵。因為今日你幫助他人，也許他日，別人幫助你，這誰又知道呢！幫助別人的同時，自己還能收穫快樂及友誼。

給你的緊張神經放個假

我們都知道，琴弦繃得太緊，就會適得其反，輕輕地碰觸也會引來斷開的結果。我們的神經就好比一根琴弦，生活中所出現的各種矛盾和困擾，就是會讓琴弦緊繃的催化劑。例如：親人的故去、戀愛的失敗、工作上的困難、生活的拮据、疾病的折磨等。而悲傷、抑鬱、恐懼、暴怒等不良情緒，就是琴弦斷開的表現，這些情緒反應會導致機體的機能失調，有損於健康。

既然有損健康，我們就應該想辦法克服這些不良情緒。如何才能真正有效地克服並且消除精神緊張呢？以下八個方面的介紹可能會對您有所幫助。

● 衣著整潔

人們衣裝打扮不僅僅是為了美觀、漂亮，衣著在顯示你是男性還是女性的同時，還能為你的自身價值和重要性提供一種保證。衣服穿得整潔與否，象徵你是否尊重別人，

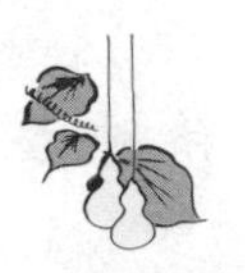

當然也象徵著你自尊自重。整潔的衣著，無形中使自己多了幾分自信，少了幾分緊張。

● **與人為善**

俗話說，善有善報。當別人身處困境時，應樂於幫助他們。因為在這種時刻，他們最需要你去傾聽他們的訴說，需要你給予說明。如果你有朝一日也出現某種危機，如果對方是一位真誠的朋友，他也會來幫助你的。

● **樂觀幽默**

所謂「來日方長」，我們每個人都應活得輕鬆些，尤其當自己身處逆境時，要學會超脫，要看到生活好的一面，無憂無慮，自得輕鬆。

● **當機立斷**

優柔寡斷，會加劇精神負擔。一個精明人一旦打算完成某項任務時，就應馬上做出決斷並付諸行動。當他發現已做的決定是錯誤的，就應立即另想辦法。死守著一個毫無希望的目標，不論對你自己，還是對你周圍的人，都會增加心理壓力和精神緊張。

● **待人以禮**

如果你對別人施之以禮，別人也會對你以禮相待。有時，一聲「謝謝」、一個微笑或一次過路禮讓，都能使你感到受人歡迎。也就是說「將心比心」，會有助於緩衝你的精神緊張。

學會自信

有段話是這樣說的：「如果我不靠自己，我又靠誰呢？如果我只想著自己，我何以應付世事呢？如果只指望他人把事情辦好，或坐等他人把事辦好，就可能使自己處於被動地位，也可能成為環境的犧牲品。」因此，辦任何事情，首先要相信自己，依靠自己，不要將希望全部寄託於別人，否則將錯失良機，產生懊喪心理，加重精神緊張。當然，這裡所說的自信，不是狂妄自大，也不是自以為是，而是要學會自我控制。

靈活做事

人與外界辯證統一的表現就是思想與事實，有時候想的就是發生的，但大多時候未必如此完美。我們要完成一件工作，可能有許多方法，你自己的那種方法不一定是最好的；或者雖然是最好的方法，但不一定行得通。如果你總認為事事都必須按你的想法去做，那麼當事物不按你的想法發展時，你就會煩惱生氣。其實你的目標只應是把事情辦成，至於方法，不必拘於某一種。

宣洩抒發

訴說就像哭泣一樣，都是人發洩的方式。常處於精神緊張狀態，可能會吞噬掉我們健康的機體。此刻，我們需要對人訴說，哪怕這樣做改變不了多少事。向誰訴說，取決於想要說的內容，必須選擇合適的對象。記住，絕不要將不愉快的事隱藏在自己心裡。

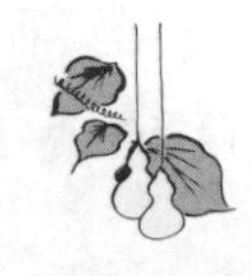

抑制憤怒，舒緩心靈

「量的積累，可以達到質的飛躍。」這句話多應用於正面的鼓勵，通常為褒義。這句話的意思是說：某一件事物在其發展過程中，不斷地積存數量，久而久之，其在質上也會達到一個飛躍。其實生活中的每件事物，都存在著這樣一個潛規則。即便是生氣、憤怒，在時間久了的情況下，也會對身體造成傷害。這種傷害就是一個爆發，有「一發不可收拾」之說。

現在，我們就來解釋生氣為什麼會致病。

中醫認為，人的精神心理活動與肝臟的功能有關。當人受到精神刺激造成心情不暢、精神抑鬱時，會影響肝臟功能的正常發揮。

肝臟功能包括如下三點。

● 肝臟有貯藏、調節全身血液的功能。對女性而言，肝臟的功能是否正常，對月經是否準時，有重要的意義。對婦女來說，肝臟功能正常是保證月經正常的重要條件之一。

• 肝臟與精神活動有關。氣不舒則急躁易怒，情緒激動有時就會做出一些不理智的事情。

• 肝臟還有通過調節氣機，輔助脾胃消化，運輸飲食的功能。肝氣鬱結，則氣機不利，則不思飲食。我們都有這樣的體會，遇到令人非常生氣的事情時，就會沒有食欲，不想吃飯。

如上所說，生氣確實能夠使人致病，那麼生氣究竟會引發哪些疾病呢？

一是乳腺疾患。

肝氣不舒、氣滯血淤，經脈運行不暢與乳腺增生、乳腺結節乃至乳腺癌的發生有密切的關係。臨床發現，中年女性乳房腫塊，經前脹痛，經後緩解，伴有心煩急躁、胸肋脹痛、口苦、月經週期不規律、經量減少、血色暗紅等症狀。

二是月經不調。

有的婦女平素性格內向、抑鬱，有了不愉快的事情或有一些想法的時候，不能通過向他人傾訴、與他人溝通來排解，減輕壓力。

長期的壓抑，導致肝氣鬱結、經脈氣機不利，經前出現週期性的乳房脹痛、頭痛、失眠、情緒波動易激怒等，甚至出現閉經、崩漏或更年期提早到來。更有甚者，可因肝

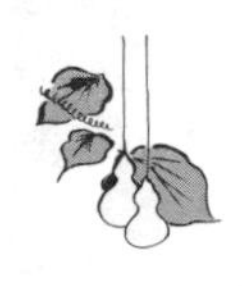

氣鬱結，發生良、惡性腫瘤等嚴重後果。

事實證明，這些症狀及疾病的發生，都與人的情緒變化有關。

人在生氣時通常失去理智，不會去想自己做的對與不對，有沒有這個必要去生氣憤怒，這種憤怒的後果是什麼，全拋之腦後。然而等自己氣消了，往往會後悔、懊惱。所以，這就要求我們，要在憤怒的苗頭產生的時候，就想辦法及時抑制，不要等到爆發。這有幾條能幫你抑制憤怒的方法，不妨一起來學習學習。

不要被憤怒蒙住了眼睛，看看憤怒背後你的那些欲望是什麼。

常問自己：我真的是對這個人感到憤怒嗎？我憤怒的原因真的是我說的那些原因嗎？有沒有這樣的可能，我之所以對他憤怒，是因為對他發火比較安全？不要把誰當替罪羊，這樣沒有任何作用，相反會讓你的情緒變得像迷途羔羊。

在你把別人當成替罪羊發洩憤怒的同時，其實自己也有可能成為其他人的代罪羔羊。如果你成了別人憤怒的目標和犧牲品，問自己：「我一定要接受這個人給我安排的位置嗎？我一定要為這種事感到受傷嗎？」

當然，我們所說的解決憤怒的方式只是一個概括。具體事情還需要具體分析，解決辦法也因人而異，具體要看如何擺正自己的心態，憤怒的時候從一數到十，也不失為一種辦法。

當你憤怒時，不要假裝你沒有憤怒，不要通過否認憤怒來麻醉自己。壓抑自己不會讓你得到你想要的，只會讓你感到迷惑、內疚和抑鬱。在你遇到一些不能表達的憤怒時，想辦法替這些情緒找到出口。體育鍛煉是一種很好的釋放方式：慢跑、打球、在沒人的地方大喊大叫等都可以。

憤怒針對的對象不同，也會讓事情的結果不同。抓住讓你憤怒的事件，而不是人，說「這件事情真的讓我很生氣」是針對事件，說「你這混蛋，怎麼做出這種事情」就是針對人了。針對人的結果，往往會造成兩個人成為仇人。

在你憤怒時，寫一封信，可以是寫給你發火的對象，也可以是寫給報紙、雜誌或領導。這封信寫得越詳細越好。把這封信放一天再讀一遍，再考慮是否真的值得發火。另外還可以點綴那些讓你煩悶的情境。塞車時就乘機放鬆一下，做做白日夢；如果去排隊就帶上一本書，利用這段時間學習一下。

憤怒有時不可避免，但重要的是憤怒之後，試著去瞭解是什麼真正讓你憤怒，並把你的想法告訴另一個人。一個中立的傾聽者，能幫你理清情緒、認清目標。這時候，憤怒就是一個學習的機會。通過瞭解自己憤怒的來源，我們可以把憤怒的能量轉化為建設的動力。千萬不要因為一時憤怒，造成了不好的結果而指責自己。拿出你發洩憤怒時的勇氣來，去道歉！

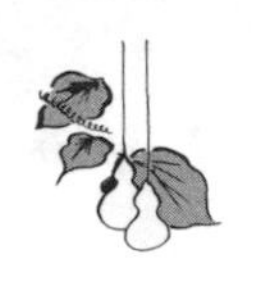

憤怒並不等於就是針對「敵人」，事實上憤怒並不排除愛、感激等積極情感。你可以深愛某人，為他或她感到怒不可遏，但仍然繼續愛著他（她）。實際上，憤怒的產生，往往是由於愛得太深；甚至有時候，憤怒是表達愛的一種方式。

無論什麼原因致使你憤怒，你都要對自己的憤怒負責。不要給憤怒尋找假、大、空的理由，你需要的是解決問題，而不是空洞的勝利。那麼，如何解決問題呢？首先我們可以關注憤怒。

學會區分短期的憤怒和長期的怨恨。找個筆記本，記下你在不同情境下對不同人的憤怒程度，並分清自己的憤怒共有多少種類。這會說明你決定在什麼時候、什麼情況下表達憤怒，表達什麼樣的憤怒，如何表達憤怒。

其次不要害怕憤怒。回想上次你暴怒的情況，世界毀滅了嗎？憤怒本身並不是有害的，你的憤怒不會殺人，他人的憤怒也殺不了你。

只有我們固執地堅持用那些有害的方式表達憤怒時，憤怒才能造成悲劇。真誠、負責地表達你的憤怒，不要用暴力的方式。暴力只會帶來更多的憤怒、傷害和復仇，無論是口頭的還是軀體的攻擊都不會熄滅怒火。告訴別人是什麼讓你感到憤怒或受傷害，告訴他們你真正希望他們做的是什麼。

希望透過這些，我們能夠真正地找到解決憤怒之道。當我們為一些生活中瑣碎的事情生氣，用別人的錯誤來懲罰自己時，要想到生氣帶來的損傷，不僅僅是精神上的，而且會對我們的身體造成傷害，甚至導致疾病的發生。那麼，我們就會退一步海闊天空，保持一個健康、快樂的心態，以維護我們的身心健康。

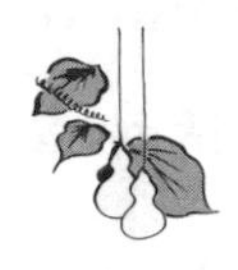

給浮躁的心安個家

醫學專家和心理學家認為，大多數精神失常很可能是由於浮躁或憂慮造成的。浮躁是一種衝動性、情緒性、盲動性相交織的社會心理，它與艱苦創業、腳踏實地、勵精圖治、公平競爭是相對立的。

其實「浮躁」是每個人都會產生的心理狀態。在這個瞬息萬變的物質世界中，社會變革對原有結構、制度的衝擊太大，一些原有體制正在解體或成為改革的對象，而新的制度又尚未建立起來。在這種情況下，人們就很難對自己的行為進行預測，很難把握自己的未來。

此外，伴隨著社會轉型期的社會利益與結構的大調整，有可能使一部分原來在社會中處於優勢的人「每況愈下」，而原來在社會中處於劣勢的人反而地位高了起來。每個人都面臨著一個在社會結構中重新定位的問題，即使是百萬富翁也不能保證永遠揮灑自如。那些處於社會中游狀態的人更是患得患失，戰戰兢兢，在上流與下游兩個端點間游離，於是，心神不寧、焦躁不安、迫不及待，就不可避免地成為一種社會心態。

但是很多人產生焦躁，也許只不過是一個念頭而已。一念之後，人們還是該做什麼就做什麼，不會因此而迷失了方向。然而，當浮躁使人失去對自我的準確定位，使人隨波逐流、盲目行動的時候，就會對家人、朋友甚至社會帶來一定的危害。那些焦慮和煩躁不安的人，多半不能適應現在的世界，而跟周圍環境脫離了所有的關係，退縮到自己的夢想世界，以此來解脫自己心中的憂慮。

浮躁是一種精神失常的前兆，我們應及時平息。讓躁動的心安靜，就需要掌握以下三點。

在比較時要知己知彼

比較，顧名思義就是兩個有差距的個體在某一方面特質相同的情況下進行衡量。而其中所說的某一方面如何獲得，就需要「知己知彼」。知己又知彼才能知道是否具有可比性。例如，相比的兩人能力、知識、技能、投入是否一樣，否則就無法去比，從而得出的結論就會是虛假的。「有比較才會有鑒別」。比較是人獲得自我認識的一種重要方式，只要比較得法，也就是說做到「知己知彼」，人的心理失衡現象就會大大減低，也就不會產生那種心神不寧、無所適從的感覺了。

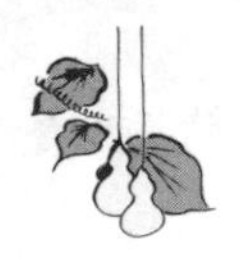

遇事要善於思考

孩子從小到大受到的教育中，「遇到事情要善於思考」這一條經常出現，也尤為重要。考慮問題應從現實出發，不能崇尚拜金主義、個人主義、盲從主義，不能跟著感覺走，不能做違法違紀的事，要看到命運就掌握在自己手裡，道路就在腳下，看問題要站得高、看得遠，做一個實在的人。

開拓當中需務實精神

改革需要有開拓、創新、競爭的意識，但是也要有持之以恆、任勞任怨的務實精神。務實就是「實事求是，不自以為是」的精神，是開拓的基礎。沒有務實精神，開拓只不過是花拳繡腿，這個道理是人人都應該懂的。

會遺忘也是一種福

人生幾十載，生活每日連續，從未間斷，挫折、坎坷是常有的事，甚至有時還會遭遇不幸。但是，人總得向前看，不能總沉浸在悲痛中不能自拔。學會遺忘，換一個角度看問題，失望就會變成樂趣，抑鬱就會昇華為歡悅。

從醫學角度講，人到老年，一味地惋惜逝去的美好時光，只能妨礙身心健康。心理學家也認為，遺忘生活中的不幸往事，可重塑嶄新生活的信心。如果一個人總是不能忘記煩惱的事情，把什麼都記得很清楚，大腦裡充滿了各種各樣的記憶，那實在是一件很惱人的事，而且有害身心健康。

在現實生活中，我們常會看到這樣一種現象：有些人腦子特別好使，把什麼雞毛蒜皮、恩恩怨怨的事都記得一清二楚，對什麼事都斤斤計較，耿耿於懷，結果不但事業無成，而且病病懨懨；一些人則該記的記，該忘的忘，精力充沛，胸懷坦蕩，事業有成，

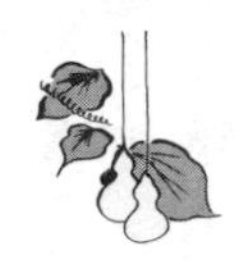

身心健康。

由此可見，遺忘不僅是一種風度，而且是一種重要的養生方法。對上了年紀的人來說，更是如此。如果把成敗得失、功名利祿、恩恩怨怨、是是非非等，都牢記心中，讓那些傷心事、煩惱事、無聊事永遠縈繞於腦際，在心中烙下永不褪色的印記，那就等於背上了沉重的包袱，戴上無形的枷鎖，就會活得很苦很累，以至精神委靡，心力交瘁，生命之舟就會無所依存，就會在茫茫大海中迷航，甚至會有傾覆的危險。

有人形容人生是一場旅行。如果旅行中背上過多過沉的包袱，並且總沉浸在前一旅途的風景中，那麼將會影響你接下來看風景的心情。所以，人應該學會遺忘，善於遺忘，這樣才能把事情看輕、看薄、看淡。否則，拘泥於一得一失，則身不能安，心不能靜，茶飯不思，身心疲憊，活得沉重和艱難。

其實，遺忘是一種能力，一種品質，不是隨便下個決心就能辦到的。

要學會遺忘，就要保持平靜的情緒和心境，主動到大庭廣眾之中尋找新的生活樂趣，讓自己生活得豐富多彩，並不斷有新的追求和充實的精神世界。

要學會遺忘，就要加強思想品德修養和心理素質的培養。要胸懷天下，心想大事，淡泊名利，寧靜致遠，樹立全心全意為人民服務的人生觀和價值觀。

要學會遺忘，就要經常進行自我心理調節，想大一點，想遠一點，想開一點，從名利得失、個人恩怨中解脫出來；對已經過去的、無關緊要的事情，要糊塗一點，淡化一點，寬容一點，朦朧一點，及時將這些東西從大腦這個倉庫中「清除」出去，不讓它們在記憶中佔有一席之地。

美麗的風景在等待你。過去的就讓它過去，一個人只有學會了遺忘，才是一個健康的人，成熟的人，才能放下過去那沉重的包袱，輕裝上陣，精力充沛地面對現在，信心百倍地去迎接未來，就能開拓新境界，創造生命的亮麗風景線。

養生，其實可以很簡單

作者：鄧瓊芳
發行人：陳曉林
出版所：風雲時代出版股份有限公司
地址：10576台北市民生東路五段178號7樓之3
電話：(02) 2756-0949
傳真：(02) 2765-3799
執行主編：劉宇青
美術設計：吳宗潔
行銷企劃：林安莉
業務總監：張瑋鳳

初版日期：2019年10月
版權授權：呂長青
ISBN：978-986-352-738-1

風雲書網：http://www.eastbooks.com.tw
官方部落格：http://eastbooks.pixnet.net/blog
Facebook：http://www.facebook.com/h7560949
E-mail：h7560949@ms15.hinet.net
劃撥帳號：12043291
戶名：風雲時代出版股份有限公司

風雲發行所：33373桃園市龜山區公西村2鄰復興街304巷96號
電話：(03) 318-1378
傳真：(03) 318-1378
法律顧問：永然法律事務所 李永然律師
北辰著作權事務所 蕭雄淋律師

行政院新聞局局版台業字第3595號 營利事業統一編號22759935

定價：280元

國家圖書館出版品預行編目資料

養生,其實可以很簡單 / 鄧瓊芳著. -- 臺北市：風雲時代, 2019.09-　面；公分

ISBN 978-986-352-738-1（平裝）

1.健康法 2.養生

411.1　　108012530